Luis Ignacio Brusco

TRASTORNOS DEL SUEÑO Y DE LOS RITMOS BIOLOGICOS EN LA ENFERMEDAD DE ALZHEIMER

ANA - STPress Scientific Team Press

EDITORIAL SALERNO

Brusco, Luis Ignacio
Trastornos del sueño y de los ritmos biológicos en la Enfermedad de Alzheimer. - 1a ed. - Buenos Aires : Salerno, 2012.
144 p. ; 22x15 cm.

ISBN 978-987-9083-38-3

1. Neurosiquiatría. 2. Enfermedad de Alzheimer. I. Título.
CDD 616.831

Benjamín Matienzo 3121C.A.B.A.
Tel: 4554-9145
www.neuropsiquiatria.org.ar

Puán 635 - Tel./Fax 4432-5220
www.editorialsalerno.com.ar
Buenos Aires - República Argentina

Este libro se terminó de imprimir en el mes de septiembre del año 2012 en los Talleres Gráficos DEL s.r.l., E. Fernández 271/5, Avellaneda, Prov. de Buenos Aires. Tel.: 4222-2121.

La razón cognoscitiva es función
De la razón práctica, el intelecto
Es servidor de la voluntad.

E. Husserl (Hua VIII, 201)

«El secreto de la mente sólo será resuelto
cuando entendamos el secreto del tiempo».

Paul Davies.

LUIS IGNACIO BRUSCO

MD. Ph.D. Médico Neurólogo y Psiquiatra. Doctor en Medicina. Profesor Titular de la Cátedra de Psiquiatría de la Facultad de Medicina de la Universidad de Buenos Aires. Presidente de la Asociación Neuropsiquiátrica Argentina. Presidente de la Asociación Alzheimer Argentina. Director del Centro de Neuropsiquiatría y Neurología de la Conducta, Facultad de Medicina (UBA). Director de Fundación Humanas. Coordinador de PRONADIAL - Programa Nacional de Datos e Investigación en Enfermedad de Alzheimer. Investigador Independiente del CONICET. Miembro del Comité Ejecutivo de la International Neuropsychiatric Association (INA).

Director de la carrera de Especialistas en Psiquiatría, Facultad de Medicina (UBA). Director de la Carrera de Especialista de Neurología y Neurociencia Cognitiva, Facultad de Medicina (UBA). Profesor Adjunto del Departamento de Salud Pública de la Carrera de Medicina (UBA).

Ha participado en varias investigaciones y es autor de numerosos artículos sobre Enfermedad de Alzheimer y otros trastornos cognitivos, temas relacionados a la Neuroendocrinología, Neurobiología y Ritmos, Neurociencias, Neurofisiopatología y ciencias cognitivas.

INDICE

PRÓLOGO

Los modos diurnos, nocturnos o estacionales de la conducta humana no son respuestas pasivas ante cambios en el medio ambiente. Por el contrario, son generados por un marcapasos endógeno, sincronizado por unas pocas señales ambientales, en particular, el ciclo diario de luz-oscuridad. Los mecanismos del reloj circadiano pueden rastrearse en el genoma de cada célula y están presentes en cada una de los trillones de células de nuestro organismo. Estos osciladores celulares están sincronizados por un marcapasos maestro, jerárquicamente superior, ubicado en el sistema nervioso central, en los núcleos supraquiasmáticos del hipotálamo. La Cronobiología es la disciplina biomédica que examina estos fenómenos.

El ritmo circadiano más conspicuo en el hombre es el del sueño-vigilia. Como el hombre moderno ha extendido considerablemente la longitud de la vigilia mediante la luz artificial, ha debido adaptarse a una noche corta y a un sueño corto y consolidado. Como lo revelan los estudios en voluntarios en aislamiento expuestos a noches semejantes a las de la era pre-electricidad, el hombre contemporáneo está privado de sueño en forma crónica. Ciertamente, existe una verificable desorganización cronobiológica en la sociedad actual, ya que en promedio dormimos unas 2 horas diarias menos que hace 40 años y esto incide en forma negativa en infinidad de procesos fisiológicos y en el mantenimiento de la salud física y psíquica. Tal desorganización y su impacto en el sueño ha sido verificada en distintos estudios y en distintas regiones incluyendo nuestra región.

El Dr. Luis Ignacio Brusco resume en este volumen su gran experiencia como investigador clínico del análisis un fenómeno de tremenda trascendencia: el vínculo entre las alteraciones cronobiológicas del sueño y el deterioro cognitivo. El mensaje de este libro enfatiza el concepto de «reserva circadiana»: los sujetos sanos con ritmicidad circadiana mantenida tienen una mayor capacidad para hacer frente a las agresiones patológicas que aquellos con reserva circadiana.

Los cronobióticos son un nuevo tipo de fármacos con capacidad para modificar los ritmos circadianos. La melatonina es el prototipo de los cronobióticos (drogas que actúan sobre el reloj circadiano modificando su fase o amplitud de oscilación, y por lo tanto la fase y oscilación del ritmo sueño/vigilia). En el año 2007 la European Medicines Agency aprobó a la melatonina como monoterapia para el tratamiento del insomnio en el geronte. En nuestro país, además de la existencia de melatonina como fármaco aprobado por ANMAT desde 1995, se introdujo en 2009 un análogo de la melatonina, la agomelatina, para los trastornos cronobiológicos de la depresión. Es de destacar que la melatonina es utilizada en el tratamiento de los trastornos cronobiológicos del sueño en pacientes con enfermedad de Alzheimer a partir de los estudios iniciales del Dr. Brusco los que han tenido gran impacto en la bibliografía internacional, como lo indica la búsqueda en Google. Google Citaciones recibidas

En síntesis, este libro enfatiza lo que podríamos llamar el adagio cronobiológico fundamental: «Recupera tus ritmos diarios, cuida que sean amplios y adecuados, y mantendrás tu estado de salud»

Daniel P. Cardinali
Buenos Aires, Junio de 2012

1. INTRODUCCION

Este libro tiene su justificación en el importante aumento tanto de la enfermedad de Alzheimer como de otros trastornos cognitivos en la población de nuestro país. Dado que la edad es un factor de riesgo esencial para el desarrollo de esta enfermedad, y considerando que nuestra sociedad muestra un creciente aumento de la edad poblacional es que creemos imprescindible aunar tareas para la investigación tanto epidemiológica como terapéutica de los trastornos de la enfermedad de Alzheimer (Gottfries 1990). Debe considerarse además que aproximadamente un 10 por ciento de las personas mayores de 60 años y un 20 de los mayores de 80 presentan la enfermedad de Alzheimer y que otro gran porcentaje aún mayor de personas sin esta enfermedad presentan trastornos cognitivos y/o de sus ritmos biológicos (Vitiello 2000;McCurry et al. 2000)

El estudio básico-clínico que encaramos tuvo como finalidad principal una investigación de las alteraciones en los ritmos biológicos que presenta el envejecimiento tanto normal como patológico. Estos ritmos enmarcados dentro del concepto de cronobiología, presentan cambios fundamentales en los gerontes (Myers y Badia 1995) y más importantes aún en los pacientes con demencia de Alzheimer (Mirmiran et al. 1992). Pueden encontrarse por ejemplo alteraciones en el ritmo sueño- vigilia, con importante insomnio y trastornos en la actividad durante en día que conllevan a un mayor deterioro intelectual (McCurry et al. 2000). Se encuentran también cambios en la regulación diaria de la temperatura, de los movimientos corporales, de la frecuencia cardiaca, de la secreción hormonal, y en las funciones cognitivas (Ferrari et al. 2000b;Touitou 2001).

Estas alteraciones se deben fundamentalmente a cambios en la regulación de nuestro reloj interno y modificaciones hormonales que controlan dichos cambios de las cuales la más importante corresponde a la melatonina, cuya secreción decae con la vejez (Skene y Swaab 2003). El objetivo del presente trabajo fue estudiar la eficacia de la melatonina para restaurar el ritmo de sueño-vigilia alterado de pacientes con envejecimiento normal y con envejecimiento patológico. Dentro de este último grupo se estudió fundamentalmente la enfermedad de Alzheimer. Asimismo se correlacionaron estas observaciones con estudios experimentales sobre los efectos cronobiológicos de la melatonina en ratas jóvenes y viejas.

1.1 PRINCIPIOS DE LA CRONOBIOLOGÍA

La cronobiología es la ciencia que estudia los ritmos biológicos. Dentro del conocimiento médico, la cronobiología ofrece una nueva perspectiva de la salud y la enfermedad vinculada con la naturaleza rítmica, circadiana, de las funciones fisiológicas (Cardinali et al. 1994;Marques et al. 1997).

Los hallazgos de la Cronobiología han obligado a la redefinición del término homeostasis, concepto fisiológico acuñado por William Cannon a comienzos de siglo para denominar a los factores que mantienen el estado de equilibrio del organismo. En el modelo propuesto, los mecanismos homeostáticos reaccionan ante los factores que atentan contra este estado de equilibrio, restituyéndolo.

La existencia de variaciones rítmicas en las funciones fisiológicas, que no reaccionan sino anticipan las perturbaciones predecibles, ha conducido a que el término homeostasis se utilice hoy en un sentido doble. Son homeostáticas no sólo las estrategias que permiten al organismo una respuesta apropiada ante cambios en el medio ambiente (homeostasis reactiva, al modo de Cannon), sino también las respuestas temporales (ritmos biológicos) que permiten al organismo predecir el momento de probable aparición de los estímulos ambientales y así iniciar de antemano las respuestas correctivas adecuadas (homeostasis predictiva) (Moore-Ede et al. 1982). En consecuencia, el estado de salud (o el mantenimiento de la homeostasis) es visualizado como el resultado tanto de una correcta reactividad ante diferentes estresores internos o ambientales como de una armónica secuencia y manifestación de los ritmos en las funciones fisiológicas.

1.1.1 Fisiología de los Ritmos Biológicos

La existencia de los ritmos biológicos fue conocida desde la antigüedad. Las primeras descripciones sobre procesos biológicos rítmicos fueron realizadas en el campo de la botánica durante el siglo XVIII (De Mairan 1729), y no fueron extendidas a los animales hasta comienzos del siglo pasado. Anteriormente, se creía que el ambiente determinaba los cambios en los sistemas vivientes y por lo tanto, que todo proceso periódico debía ser considerado una respuesta a las variaciones cíclicas del entorno. Sólo a finales del siglo XIX aparecieron algunas descripciones sobre los ritmos diarios de temperatura en trabajadores a turnos o en soldados durante guardias nocturnas, así como algunos experimentos en primates (Simpson y Galbraith 1906).

El cambio continuo caracteriza tanto a los organismos vivos como a su medio ambiente. Muchos de estos cambios ocurren irregularmente y son, por lo tanto, aperiódicos. Ejemplos de éstos son las variaciones irregulares en temperatura, humedad y otros factores físicos asociados con los sistemas meteorológicos. Aperiódicas son también las fluctuaciones biológicas que se originan en respuesta ante dichos cambios ambientales.

Por el contrario, existen variaciones ambientales periódicas, es decir, cambios regulares que se repiten a intervalos constantes de tiempo. Ejemplos conspicuos de periodicidad ambiental son las fluctuaciones naturales en las horas diarias de luz y oscuridad y las mareas. Las variaciones diarias y mareales en plantas y animales que responden y se ajustan a estos cambios ambientales, son, por lo tanto, periódicas.

Las variaciones rítmicas encontradas en los sistemas vivientes abarcan un amplio espectro de frecuencias. Las hay de muy alta frecuencia, como el batir de las alas de los insectos, las ondas cerebrales, la contracción cardiaca o el ritmo respiratorio. Otros ritmos biológicos presentan sólo unos pocos ciclos diarios. Ejemplos son las variaciones en actividad de los recién nacidos o los estadios del sueño en los adultos, o en varias funciones fisiológicas durante la enfermedad. Períodos aún mayores (de varios días a varios años) comprenden las recurrencias de fiebre en el paludismo, o los ritmos reproductivos en los mamíferos, o en las guerras y en la prosperidad económica de las sociedades humanas. Estas fluctuaciones periódicas funcionales en los seres vivientes se dan en cada nivel de organización, desde el celular a la actividad del organismo como un todo, e incluso el social

Los fenómenos biológicos periódicos comprenden dos categorías: aquéllos que se correlacionan con cambios periódicos del planeta (los ciclos geofísicos) y aquéllos que no presentan tal correlato. Son ritmos biológicos correlacionados con el movimiento terrestre los relacionados con las mareas, los días, los meses o los años; relacionan la actividad del organismo a fluctuaciones de su hábitat producidas como consecuencia de los ciclos geofísicos. Estos ritmos poseen propiedades que los diferencian significativamente de otros ritmos con menor correlato cíclico externo, como el de la frecuencia cardiaca o el de los movimientos respiratorios (Cardinali et al. 1994;Marques et al. 1997).

Veamos algunas de las diferencias entre ambos tipos de ritmos. En general, los ritmos con poco correlato con los ciclos externos, como el de la frecuencia cardiaca o respiratoria, presentan reacciones rápidas en respuesta a cambios inmediatos en el medio interno o externo (modificaciones posturales, presencia de drogas u otros agentes químicos, cambios en la temperatura corporal o en el metabolismo). Forman parte de la red de reacciones que median la homeostasis reactiva.

Por el contrario, las variaciones rítmicas que tienen correlatos geofísicos presentan períodos fijos y son relativamente resistentes a cambiar su frecuencia ante drogas o la temperatura. La extraordinaria estabilidad de los períodos de estos ritmos biológicos se debe a que no son consecuencia directa de los cambios en el medio ambiente, sino que dependen de un mecanismo endógeno (Cardinali et al. 1994;Marques et al. 1997).

Podemos, por lo tanto, definir a un ritmo biológico como la variación regular de una función biológica en el curso del tiempo. Los ritmos circadianos, cuya periodicidad fluctúa alrededor de 24 h, han sido los más estudiados. Por ejemplo, en el hombre la alternancia diaria de sueño y vigilia se acompaña de numerosos ritmos diarios en la función neural y endocrina. Se producen variaciones diarias en la temperatura corporal, frecuencias respiratoria y cardiaca, y en la presión y composición de la sangre, así como en la casi totalidad de las funciones corporales.

En ausencia de patrones ambientales definidos (luz u oscuridad constantes) se dice que el organismo está en libre curso o «free running», mostrando variaciones con un período cercano («circadianas») al experimentado antes del aislamiento. Esta observación sugiere la existencia de un «reloj endógeno», cuya periodicidad es de aproximadamente 24 horas («circa» 24 horas, unas 25 horas en el hombre). De esta manera los factores ambientales actúan como sincronizadores biológicos, ajustando la periodicidad del reloj circadiano a la de exactamente 24 horas del medio ambiente. Estos relojes circadianos están presentes en todos los seres vivientes (Cardinali et al. 1994;Marques et al. 1997)

1.1.2 Características de los Ritmos Biológicos

Los componentes de una variable rítmica pueden analizarse mediante una función cosenoidal. Los parámetros fundamentales de la función son (Fig. 1):

Período: (), definido como el intervalo de tiempo entre dos acontecimientos idénticos, es decir, la duración de un ciclo completo.
Mesor: valor medio de la variable estudiada, calculado a lo largo de un período completo.
Amplitud: diferencia entre el mesor y el valor máximo alcanzado por la variable durante el período.
Fase: valor instantáneo de una variable biológica en un momento dado. Para caracterizar la fase, lo más usual es determinar la hora del día en que la variable estudiada alcanza su valor máximo a lo largo del ciclo; a este punto se lo denomina «acrofase».

La amplitud de una variable, si bien es de gran importancia para la fisiología clásica, no está relacionada a la periodicidad de un ritmo biológico. Sin embargo, desde el punto de vista médico los cambios en amplitud tienen gran importancia en situaciones de desincronización, como la adaptación a turnos de trabajo rotatorios o en el debilitamiento de los ritmos biológicos con la edad o en numerosas enfermedades.

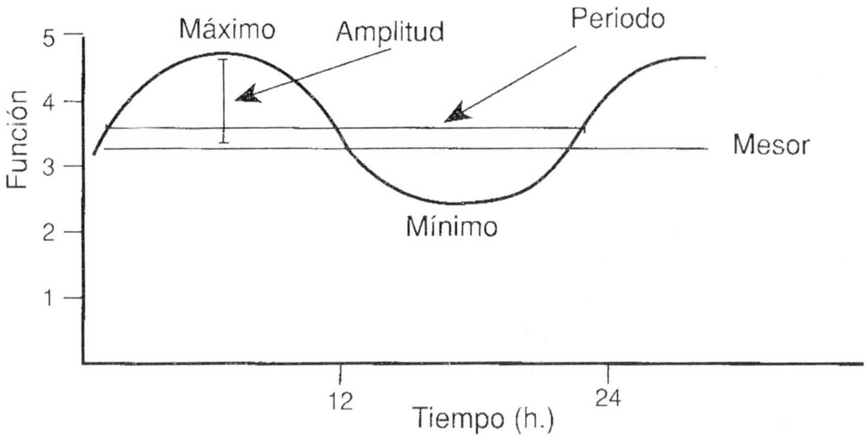

Figura 1.1. Características de una función rítmica

El «mapa de fases» es la representación de las acrofases de los distintos ritmos circadianos en un individuo y revela la relación temporal de los distintos procesos fisiológicos. Los mapas de fase pueden modificarse transitoriamente en los viajes transmeridianos o en los turnos rotatorios de trabajo.

Cuando esto sucede, el retorno a la normalidad (resincronización) no ocurre con la misma velocidad para los distintos componentes rítmicos. La disociación entre los diversos ritmos biológicos del organismo es la causa de la fatiga y bajo rendimiento en estas situaciones («jet lag»; alteraciones en trabajadores en turnos). Los mapas de fase se alteran también en diversas afecciones crónicas.

Una importante propiedad de los ritmos circadianos es su plasticidad ante la presencia del sincronizador externo (o «zeitgeber», del alemán «dador de tiempo»). Los ritmos circadianos, de período (t) que difieren de 24 horas, están constantemente sincronizados a 24 horas por la influencia del o de los «zeitgebers» ambientales.

El sincronizador ambiental más poderoso, tanto para los animales como para las plantas, es el ciclo luz oscuridad, al que se suman, en los mamíferos, otros factores sociales y ambientales. Zeitgebers secundarios, como la disponibilidad de alimentos, ruido o la temperatura, afectan significativamente a los ritmos circadianos en muchas circunstancias.

En la Fig. 3 se muestra el ritmo diario de actividad y temperatura en 2 individuos (un joven y un viejo), determinados en condiciones de aislamiento durante 1 mes. Este tipo de gráfico es muy común en Cronobiología y se denomina «actograma». Consiste en la representación de cada período de 24 horas, por barras horizontales en las que se consigna la variable estudiada.

En este ejemplo se representan los máximos y mínimos de temperatura corporal por triángulos. La alineación de las barras (verticalmente) en relación al horario, da idea del grado de sincronización del ritmo.

En este ejemplo las condiciones de «free-running» permiten exteriorizar el período del oscilador endógeno de algo más de 24 horas.

Nótese la mayor «rigidez» de los ritmos en el geronte. En este tipo de gráfico no es registrado el principal componente de los ritmos alterado en la vejez: la amplitud.

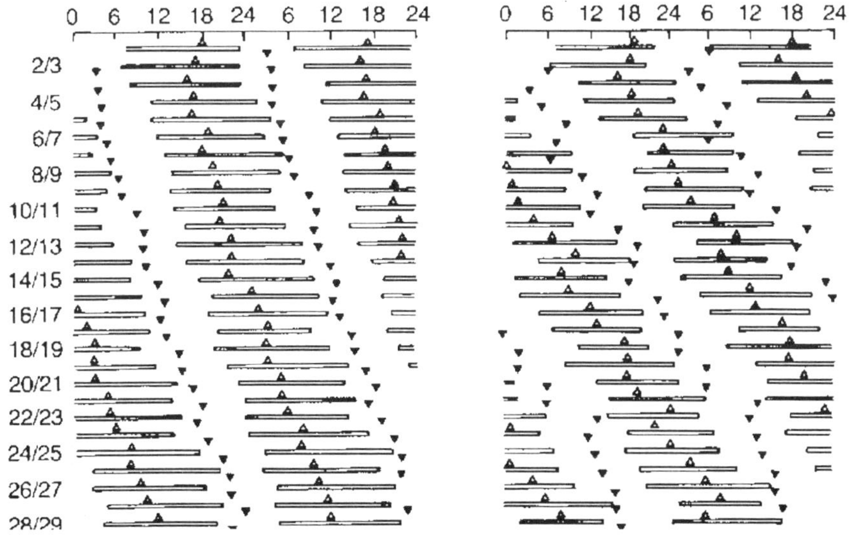

Figura 1.3. Actogramas de 2 individuos normales (de 61 años de edad, gráfico izquierdo, y de 21 años de edad gráfico derecho) mantenidos en aislamiento. Nótese la mayor variabilidad y periodo más largo de la actividad rítmica en el joven (Aschoff 1967)

Existe un rango limitado de periodicidades sobre las cuales un zeitgeber determinado puede sincronizar el reloj endógeno. Mediante el uso de curvas de respuesta de fase, es posible estudiar el efecto de un estímulo sobre la fase de un marcador del sistema circadiano como es la temperatura corporal o la actividad locomotora, dependiendo del momento en que el estímulo se aplique. La luz, por ejemplo, presenta una curva de fase característica, cuando se aplica en condiciones de oscuridad constantes. Si el pulso de luz se da cerca del comienzo de la fase de actividad, produce un avance de fase del ritmo; en cambio si se realiza en la última etapa de la fase de actividad, lo retrasa (Aschoff 1967).

En cambio, la melatonina (la «hormona de la oscuridad») presenta una curva de respuesta de fase opuesta a la de la luz: su administración en horas de la mañana atrasa el período del ritmo, mientras que por la tarde produce adelantos de fase. De aquí surge la aplicación terapéutica de la melatonina en los cuadros de desincronización circadiana, a la cual nos referiremos posteriormente (Cardinali 2002).

En todos los casos, las curvas de respuesta de fase indican que durante una parte temporalmente significativa del ciclo diario, los estímulos son ineficaces para modificar el período circadiano. Los períodos de sensibilidad se dan alrededor de las transiciones luz oscuridad.

Distintos estudios realizados durante los últimos 10 años han indicado que la mayoría de los tipos celulares de un organismo pluricelular expresan ritmicidad circadiana. En los organismos pluricelulares el conjunto de células que muestra oscilación circadiana en órganos y tejidos está sincronizado por un nivel jerárquicamente superior, el oscilador primario, sobre el cual el «zeitgeber» tiene un efecto más o menos directo. En los mamíferos y las aves, este oscilador maestro se halla en el hipotálamo anterior, en los núcleos NSQ (Moore y Eichler 1972).

Distintos fenómenos de membrana participan en la génesis de los ritmos. Este hecho es especialmente relevante en el análisis de los ritmos ultradianos de actividad eléctrica en neuronas, cuya frecuencia puede ser tan elevada como 500 Hz (hertzios, ciclos por segundo). La producción rítmica de potenciales de acción con distintos períodos es el resultado de procesos de membrana en los que intervienen canales iónicos, la permeabilidad selectiva a diferentes iones, la activación de segundos mensajeros y la cascada enzimática desencadenada por la interacción de neurotransmisores con sus receptores correspondientes. Participan además las conexiones intercelulares, químicas o eléctricas necesarias para el acoplamiento de las células del oscilador neuronal entre sí, y del reloj con los ritmos efectores. Uno de los modelos propuestos es el de una proteína «oscilatoria» que se fija periódicamente a la membrana para desencadenar cambios cíclicos en la permeabilidad iónica del oscilador circadiano (Dunlap 1999;Wager-Smith y Kay 2000)

Está hoy establecido que los mecanismos del reloj son genómicos y en los últimos años ha habido un tremendo progreso en la elucidación de las bases moleculares del reloj circadiano. Existen ritmos circadianos en la expresión de genes en todo el reino animal y vegetal y a cada nivel de organización. Se han identificado genes que controlan ritmos circadianos (genes per, tim, frq, clock) y están en estudio los productos de estos genes (Groos y Hendriks 1982;Silver et al. 1996;Ding et al. 1997;Yamazaki et al. 2000;Cheng et al. 2002). Los genes del reloj son una propiedad universal de los seres vivos, tan universal como el ciclo celular. Como existe una homología notable entre los genes involucrados desde la Drosophila hasta los seres humanos puede decirse que estos genes hablan un «idioma común», tan común como el del código genético (Dunlap 1999)

1.1.3 Organización del Sistema Circadiano

En los mamíferos, el sistema circadiano está compuesto por:

(a) un componente visual, integrado por fotorreceptores acoplados a vías visuales que median la sincronización.
(b) estructuras marcapasos que generan la señal circadiana.
(c) vías eferentes desde los marcapasos a los sistemas efectores

En relación con los marcapasos circadianos, a comienzos de la década del 70 se demostró que la destrucción de los NSQ produce la desaparición de numerosos ritmos circadianos en roedores. Por otra parte las neuronas de estos núcleos mantienen, in vitro, su actividad eléctrica sin modificación y muestran una curva de respuesta de fase ante la estimulación de las vías neurales participantes en los efectos de la luz, semejante a la obtenida in vivo (Cardinali et al. 1994;Marques et al. 1997)

Los NSQ son estructuras localizadas en la base del tercer ventrículo, sobre el quiasma óptico, en la parte anterior del hipotálamo. El número de neuronas de los NSQ es escaso y no supera algunas decenas de miles (unas 20 000 en la rata). El neurotransmisor más común en estas neuronas es el ácido g-aminobutírico (GABA), presente en todas las neuronas constitutivas del NSQ. Otros neuropéptidos identificados en los NSQ son la arginina, la vasopresina, el neuropéptido Y y el péptido vasoactivo intestinal (VIP)

Las aferencias más importantes de los NSQ son las retinianas. Estas llegan desde la retina a través de una vía directa, la vía retino-hipotálamica, y de una vía indirecta, la vía genículo hipotalámica. El haz retino-hipotalámico también proyecta a las áreas hipotalámicas lateral y anterior y a la región retroquiasmática. El origen retiniano de estas proyecciones es una subpoblación de células ganglionares que presentan ante el estímulo lumínico una respuesta acromática y con alto grado de sensibilidad al nivel de luminosidad. Estas células no participan en el análisis de la visión. Además de las aferencias visuales de dichas células ganglionares, los NSQ reciben proyecciones de los núcleos del rafe, del tálamo, de otros núcleos hipotalámicos y del septum (Cardinali et al. 1994;Marques et al. 1997).

La eferencia fundamental de los NSQ es hacia otros núcleos del hipotálamo (núcleo paraventricular, ventro y dorsomediano, hipotálamo posterior), al rafe, al tálamo y al área preóptica. La lesión bilateral de los NSQ en los mamíferos elimina o altera ritmos circadianos como la actividad locomotriz, ingesta de alimentos, temperatura corporal, actividad sexual, ritmo de sueño lento y ritmos endócrinos (secreción de ACTH, corticoides, prolactina y melatonina). En tales circunstancias otros «zeitgebers» secundarios, como la temperatura o la disponibilidad de alimentos, adquieren la función de sincronizadores primarios. Esta observación es compatible con la activación de osciladores alternantes que normalmente estarían bajo el control de los NSQ (Buijs y Kalsbeek 2001).

Quizá las experiencias más espectaculares en relación a la fisiología de los NSQ sean las de los transplantes en animales con lesión del propio

NSQ. Los NSQ de feto de rata, transplantados en los ventrículos cerebrales o en el hipotálamo anterior de animales adultos, restauran la actividad circadiana perdida por la lesión previa de los NSQ eutópicos (Ralph et al. 1990). Es decir, puede concluirse que los NSQ son osciladores primarios y no meros factores permisivos para la acción de otros osciladores

1.1.4 Acoplamiento Oscilador-Efector

La forma en que actúan los NSQ para sincronizar la actividad de los ritmos efectores es a través de proyecciones a los dos grandes sistemas de comunicación: el endócrino (a través de la inervación de la eminencia media) y el sistema nervioso autónomo (Buijs et al. 2001). En los mamíferos se desconoce cómo se acopla la actividad de los NSQ con ritmos como por ejemplo el de actividad locomotora. Sí es conocida en cambio, la forma en que se acoplan los NSQ con las gónadas para producir los cambios estacionales del ciclo reproductivo. El órgano responsable del acoplamiento fotoendócrino es la glándula pineal, que actúa a través de su hormona melatonina (Cardinali 1981).

Tradicionalmente la Cronobiología ha estudiado al sistema circadiano como un sistema modular en el que el flujo de información se dirige en sólo un sentido: fotorreceptor > oscilador > ritmos efectores. Sin embargo, es necesario introducir en el análisis del sistema circadiano conceptos como el de retroalimentación a distintos niveles de la secuencia anteriormente citada. La retroalimentación desde los efectores al oscilador circadiano es un tema de importante aplicación terapéutica. Se han descrito efectos de la actividad locomotora sobre las curvas de respuesta de fase y la amplitud de los ritmos (Golombek et al. 1993). Esto permite a través del ejercicio físico pautado modificar las condiciones de oscilación y amplitud del reloj en el hombre.

1.1.5 El Reloj Circadiano Humano

Como ya hemos visto, los NSQ regulan la expresión rítmica del sistema circadiano a través de los dos grandes sistemas de comunicación del organismo: el sistema endócrino y el sistema nervioso autónomo, que cambian, bajo el control del oscilador primario en función de la hora del día.

En relación al sistema endócrino, numerosas hormonas muestran ritmos diarios en su secreción. Entre ellas, tanto la melatonina como el cortisol tienen importancia como señales de sincronización (Van Cauter et al. 1998). La secreción de cortisol por las glándulas suprarrenales fluctúa diariamente con un máximo en el amanecer, disminuyendo a niveles bajos durante la tarde. La melatonina se secreta en horas de la noche y su secreción es proporcional a la extensión de la fase de oscuridad. El cortisol y la melatonina son verdaderos «marcapasos químicos internos» de otros procesos fisiológicos. Debido a las variaciones rítmicas que presenta el cortisol, las pruebas funcionales para evaluar su secreción son más sensibles en la mañana, y terapéuticamente, las drogas corticoides de actividad semejante al cortisol, que se usan en el tratamiento del asma y alergias son más eficaces en horarios matutinos.

En relación a la función del sistema nervioso autónomo, pueden obtenerse evidencias de su variación diaria a partir del análisis de la actividad de distintos órganos y sistemas, entre ellos, y en forma particular, el cardiovascular. Existen ritmos diarios en la presión arterial, frecuencia cardiaca, volumen plasmático, función muscular miocárdica y respuesta cardiovascular a distintas hormonas. La consideración de estos cambios circadianos es de gran importancia para el diagnóstico de enfermedad. Existe un máximo de anormalidades electrocardiográficas hacia las 0400 h en pacientes con alteraciones miocárdicas. La frecuencia de crisis cardíacas es máxima entre las 0600 y 1200 h. Es de interés que la hipercoagulabilidad sanguínea también es máxima en este momento (Cardinali et al. 1994;Marques et al. 1997)

En el sistema respiratorio, y debido, entre otras causas, al predominio nocturno de la actividad del sistema nervioso autónomo parasimpático, las crisis de asma son máximas durante la noche. Esta prevalencia nocturna del asma ha llevado a una terapéutica que tiene en cuenta los horarios de máxima sensibilidad.

Entre otras funciones corporales de relevancia clínica con periodicidad circadiana se encuentran la urinaria, como la formación de orina, el pH urinario, la excreción de Na^+, K^+ y Cl- (con máximos durante el día) y la excreción de fosfatos y algunos ácidos (con máximos nocturnos). La función inmune y la digestiva también presentan ritmos circadianos definidos.

Sin embargo, entre todas las funciones que presentan ritmicidad circadiana en el hombre, la alternancia sueño-vigilia es la más importante. Desde el punto de vista circadiano, el sueño es un requerimiento básico que no puede ser postergado por mucho tiempo. Aun pequeñas reducciones en el sueño normal producen caídas significativas en el rendimiento, en especial en horas de la noche. Si se priva a un individuo de sueño en forma prolongada, la carencia puede llevar a episodios de «microsueño», consistentes en crisis fugaces de sueño que pasan inadvertidas (Hobson y Pace-Schott 2002).

Estudios en humanos en aislamiento han revelado varias características de la sincronización de los marcapasos del sueño y del ritmo de temperatura corporal (Aschoff 1967). En aislamiento, los ritmos biológicos humanos presentan un t de aproximadamente 24,5 - 25 h. Con el correr de los días a veces se producen desfasajes entre los diferentes ritmos, en ciertos casos invirtiendo las relaciones normales, con el máximo de temperatura corporal en el momento de sueño y viceversa (desincronización interna). Como resultado de la diferencia entre t y la longitud del día, se produce el «libre curso» del ritmo de sueño vigilia, un desvío del «día» biológico en relación al día natural de aproximadamente 1 hora por día, de tal modo que a los 12 días el individuo en aislamiento está unas 12 horas fuera de fase, con el día biológico coincidiendo con la noche natural y viceversa. Esta situación es pasajera ya que en unos 12 días se encuentran nuevamente en fase ambos ritmos, para inmediatamente reiniciar el ciclo. Esta alteración cronobiológica del sueño (sueño con periodo diferente a 24 horas) es la que presentan los ciegos con destrucción completa de la retina (un 20% del total de ciegos legales). Los pacientes identifican con precisión estos ciclos entre el mal dormir y la normalidad, siendo en estos casos el tratamiento con melatonina el de elección para ajustar el ritmo sueño vigilia en libre curso a exactamente 24 horas (Cardinali 2002).

1.1.6 Disrupción de los Ritmos Circadianos en el Hombre

Los dos grandes tipos de desincronizaciones de los ritmos biológicos son:

- las externas, derivadas de la necesidad del trabajo sobre bases de 24 horas, o de los vuelos transmeridianos,
- las internas, como consecuencia de alteraciones patológicas crónicas o del proceso normal de envejecimiento (Cardinali et al. 1994;Marques et al. 1997)

Hemos ya señalado que el organismo sano se caracteriza por un alto grado de orden temporal en su organización circadiana y las desviaciones de este orden son típicas de numerosos estados patológicos

Un indicador de alteración cronobiológica consistente es la alteración en la amplitud de los ritmos. Ha sido claramente establecido que la estabilidad de un sistema circadiano está vinculada positivamente con la amplitud. Los sistemas circadianos de fases lábiles presentan menores amplitudes, por lo que las medidas que aumenten la amplitud son beneficiosas para el paciente.

Existen varias razones por las cuales los individuos que presentan una enfermedad crónica grave, que han sido sometidos a una cirugía mayor, o que están internados en una sala de terapia intensiva, tienen alterados sus ritmos biológicos. Desde el punto de vista ambiental en cada uno de estos ejemplos las señales rítmicas son equívocas y débiles. Tomemos como ejemplo la rutina más o menos constante de una sala de terapia intensiva. El tratamiento del paciente (ventilación, perfusiones) es continuo y arrítmico, y la percepción del paciente a menudo está suprimida o disminuida por la inconsciencia o la inmovilidad.

Las alteraciones circadianas que se presentan en estos casos son variadas. Por ejemplo, puede haber pérdida completa de la ritmicidad diaria, debido a la supresión de la función del oscilador maestro por el estado patológico subyacente. Puede haber un período de «free running» del reloj, con períodos de más de 24 horas, debido a la insuficiente capacidad de «zeitgeber» de las débiles señales ambientales. Los ritmos, si bien presentes, pueden estar disminuidos en amplitud debido a causas externas o internas, o presentar retrasos de fase. Por último, el reloj biológico puede presentar un período anormal debido a los episodios recurrentes de enfermedad o a la acción de los medicamentos empleados en su terapéutica (Cardinali et al. 1994;Marques et al. 1997)

Estas alteraciones son, en muchos casos, corregibles. Por ejemplo, una rutina ambiental adecuada en las salas de terapia intensiva, que aporte los elementos de sincronización necesarios para una recuperación cronobiológica racional, es eficaz para disminuir significativamente el tiempo medio de permanencia de los enfermos en este tipo de terapia de alta tecnología. La potencialidad de cronobióticos como la melatonina en este grupo de pacientes es grande, aunque todavía no estudiada en profundidad (Cardinali 2002).

Otra situación de alteración cronobiológica común es el proceso de envejecimiento. A medida que la edad avanza la amplitud de los ritmos disminuye y aparece una «rigidez» mayor, tendiendo a modificarse la oscilación intrínseca del reloj circadiano. Como consecuencia de esto se toleran menos los cambios bruscos en los «zeitgebers» ambientales, como por ejemplo, el trabajo rotatorio y se producen alteraciones del sueño que pueden tipificarse como «cronobiológicas», con un cuadro de adelanto de fase. Esta característica del envejecimiento está ligada al «reloj circadiano» en forma directa, más que al cambio del régimen de vida que conlleva la vejez. Sin embargo, en muchos casos este cambio de vida repercute negativamente en la sincronización del reloj circadiano. Es habitual el encontrar viejos que por diversas incapacidades físicas tienen exposición casi nula a la iluminación externa, natural, pasando sus días bajo las intensidades luminosas reducidas de su cuarto, mirando televisión. Este caso de exposición a luz tenue y con débiles agentes de sincronización también conduce a periodos de libre curso de los ritmos circadianos (Copinschi et al. 2000).

Sin embargo, los cambios más comunes en el anciano normal son el levantarse temprano, tomar siestas durante el día y presentar una temprana inducción del sueño, con mantenimiento de la periodicidad de 24 horas, todo ello acompañado por una disminución en la amplitud de estos ritmos diarios. El sueño del geronte está marcadamente alterado con aumento en el número y duración de los episodios de despertar, abolición del sueño lento y disminución de la latencia del sueño REM. Existe también disminución de la amplitud de los ritmos diarios de secreción hormonal (melatonina, cortisol) y abolición de aquellas hormonas cuya liberación está vinculada con el sueño lento, como la hormona de crecimiento o la prolactina, de la temperatura corporal, de la actividad motora, etc. (Van Cauter et al. 1998;Van Cauter y Copinschi 2000).

Estudios longitudinales han revelado una disminución en la amplitud y en el t de distintos ritmos en función de la edad. Disminuye también la coordinación (relaciones de fase) entre los distintos ritmos circadianos. La razón de estos cambios está en la degeneración celular de los NSQ con una consecuencia directa de disminución de la longitud y amplitud de los ciclos (Skene y Swaab 2003) .

Otro tipo de alteración de la estructura temporal es la desincronización externa; un ejemplo de esta desincronización es el síndrome de cambio de zonas horarias («jet-lag»), que aparece después de haber realizado un viaje transmeridiano. El sistema circadiano endógeno del sujeto permanece sincronizado con la hora ambiental previa al viaje, y el ajuste al nuevo horario es lento, ya que se efectúa a un ritmo promedio de 60 minutos por día después de un de avance de fase (vuelos hacia el este) y 90 minutos por día después de un retraso de fase (vuelos hacia el oeste).

El trabajo en turnos rotatorios es otro de los casos de desincronización externa; hoy en día representa una modalidad de organización laboral imprescindible para cualquier sociedad moderna desarrollada. Se estima que un 15% de la población laboral realiza algún tipo de trabajo en turnos, en áreas que comprenden tanto al sector de servicios como al industrial. Es importante destacar que cualquiera sea el esquema de trabajo en turnos que se adopte, se produce siempre una reducción de las horas de sueño y la modificación del tiempo normal del sueño altera los ritmos circadianos. Es decir, tanto en el trabajo en turnos como en el trabajo extendido existen posibilidades de aparición de alteraciones cronobiológicas.

La presencia de patrones de oscilación diarios anormales caracterizan a muchas enfermedades afectivas, bajo la forma de una aparición rítmica de los síntomas y de variaciones diarias en la función de neurotransmisores involucrados. Un ejemplo está dado por el trastorno de ansiedad: se han descrito fluctuaciones diarias en los síntomas del ataques de pánico y en la ansiedad así como en pacientes con patologías asociadas (generalmente depresión uni o bipolar). El sistema GABAérgico central juega un rol fundamental en los mecanismos vinculados con la ansiedad. Asimismo, la vinculación entre el GABA y el sistema circadiano está ampliamente documentada: cada neurona de los NSQ contiene GABA, por lo que el GABA es considerado el transmisor circadiano de mayor gravitación. Estudios previos de nuestro laboratorio han señalado que la actividad GABAérgica central varía en función del horario, con máximos nocturnos en número y afinidad de los receptores para GABA tipo A y en el contenido y velocidad del recambio de GABA (Rosenstein y Cardinali 1990;Golombek et al. 1996). Además, se demostró que los efectos de la melatonina, algunos neuroesteroides y de las BZP, que afectan parámetros neuroquímicos y conductuales ligados a la actividad GABAérgica central y a la ansiedad, varían en función del ciclo luz-oscuridad.

En la depresión mayor o unipolar son frecuentes las alteraciones en la ritmicidad circadiana, incluyendo alteraciones del ciclo sueño-vigilia (latencia de REM disminuida, despertar temprano y disminución del sueño total), del ritmo de temperatura corporal (avance de fase y posible desincronización respecto del ciclo sueño vigilia) y de distintos ritmos hormonales (disminución de la amplitud y avance de fase del ritmo de cortisol, melatonina, prolactina y TSH). Este cuadro sugiere la existencia de una pérdida de potencia (amplitud) del oscilador central y de un adelanto de fase del oscilador (Cardinali 1998).

Los mecanismos que median estos cambios son desconocidos; puede hipotetizarse que, o bien los circuitos internos de los NSQ están alterados, o el problema está en la incapacidad del reloj para responder apropiadamente a los sincronizadores externos, siendo el más importante de ellos el ciclo luz-oscuridad. Estas hipótesis se conocen como «hipótesis circadiana de la depresión».

Un caso típico de irregularidades de la ritmicidad circadiana en la enfermedad psiquiátrica lo constituye la enfermedad depresiva estacional, que se caracteriza por episodios recurrentes de depresión en otoño, alternando con estado de ánimo normal o hipomanía en primavera y verano. Estos pacientes presentan síntomas vegetativos como fatiga excesiva e incremento del apetito, de la ingesta de hidratos de carbono y ganancia de peso. En distintos estudios se ha revelado un cuadro de fase retardada del sueño. El 90% de los pacientes con depresión endógena se quejan de insomnio y presentan alteraciones en la continuidad del sueño. La luminoterapia matutina, o la administración vespertina de melatonina, son capaces de producir cambios de fase en el marcapaso circadiano endógeno y ha resultado ser eficaz en el tratamiento de los síntomas afectivos estacionales (Cardinali 1998).

1.1.7 El Sueño como Fenómeno Circadiano

El sueño es un proceso rítmico y activo. En apoyo de esta afirmación puede decirse que durante ciertos estadios del sueño el consumo de O_2 cerebral supera al de la actividad diurna normal. El sueño presenta, como muchos otros procesos fisiológicos, un ritmo de 24 horas. El oscilador primario está ubicado en el NSQ (Pace-Schott y Hobson 2002).

En los adultos el sueño nocturno se organiza en 4-7 ciclos, que comienzan con el primer estadio de sueño lento y termina con un estadio REM, repitiéndose varias veces durante la noche. El promedio de duración de cada ciclo es de unos 90 minutos; los primeros ciclos de la noche son más largos que los del final. La relación entre vigilia, sueño lento y REM evoluciona, sufriendo cambios desde el nacimiento hasta la vejez. El tiempo dedicado al sueño lento disminuye con la edad, en tanto que las horas de vigilia aumentan y el periodo REM, que ocupa una 8 horas del total del sueño en el niño de pocos días, pasa a aproximadamente una hora en el adulto de tercera edad. La duración del sueño en el adulto tiene amplias variaciones personales, con un rango de entre 5 y 10 horas. El promedio es de 7.5 horas, disminuyendo en el anciano a 5-6 horas (Pace-Schott y Hobson 2002)

Distintas investigaciones han señalado que la oscilación diaria o circadiana de la temperatura estaría rigiendo el ciclo diario del sueño y la vigilia. La cantidad de horas de sueño posibles también está relacionada con la fase del ritmo de temperatura en la que el sueño se inicie. Así, el sueño aparece en el momento en que la temperatura corporal comienza a descender, y el despertar sería consecuencia de la subida de la temperatura. En otros momentos del ciclo térmico diario, tanto el sueño como el despertar se tornan más difíciles. Por ejemplo, en el punto mínimo de temperatura (alrededor de las 3 de la mañana) es muy difícil permanecer despierto, así como se retarda la aparición de sueño cuando éste se intenta durante la mañana. La combinación de ambos fenómenos es una de las causas de la baja productividad en el caso de los trabajadores nocturnos (Pace-Schott y Hobson 2002).

La melatonina, con un efecto hipotermizante central moderado, es considerada como la señal fisiológica que «abre las puertas» del sueño. Este efecto es utilizado tanto para mejorar la calidad de sueño en el anciano como para producir un aumento de la propensión al sueño durante el día en el momento del sueño reparador del trabajador en turnos (Cardinali y Pevet 1998).

La clasificación internacional más reciente de los desórdenes del sueño comprende cuatro categorías básicas: disomnias (problemas en el inicio y mantenimiento del sueño, o excesiva somnolencia diurna), parasomnias (desórdenes cuya afección primaria no está constituida por problemas de insomnio, p. ej., las pesadillas), desórdenes del sueño asociados con problemas médico-psiquiátricos, y otras patologías propuestas, que incluyen a los desórdenes para los que aún no hay información suficiente como para ser incluidos en la clasificación (Hobson y Pace-Schott 2002;Pace-Schott y Hobson 2002).

Entre las disomnias se encuentran los trastornos cronobiológicos del sueño, que comprenden una serie de desórdenes cuya principal característica es una desincronización entre el patrón de sueño del paciente y el patrón de sueño del ambiente que contiene al individuo. Dentro de esta clase se encuentran la desincronización por vuelo transmeridiano (jet-lag), los trastornos relacionados con los trabajos en turnos rotativos, los síndromes de atrasos o adelantos del ritmo sueño-vigilia y la aparición de ciclos de sueño significativamente distintos de 24 horas.

1.1.8 La Melatonina Pineal y su Función Cronobiológica

El estudio de la glándula pineal, en apenas unas décadas ha pasado de una etapa en la que evocaba escepticismo y perplejidad, a adquirir no sólo respetabilidad científica sino también máximo interés biológico y médico.

Numerosas investigaciones actuales han redefinido la función pineal, a través del reconocimiento de la importancia de los ritmos circadianos en la fisiología de todas las especies incluyendo el hombre, así como la posibilidad de nuevas perspectivas en la terapéutica con melatonina (Reiter 2003).

La glándula pineal pertenece al grupo de los órganos circunventriculares; éstos derivan de células ependimarias y se encuentran situados fuera de la barrera hematoencefálica y en comunicación con el sistema ventricular.

La glándula pineal se origina a partir de una evaginación neuroepitelial del techo del diencéfalo, la que en el hombre es evidente durante el 2° mes de vida intrauterina.

En el hombre adulto pesa alrededor de unos 100-200 mg y está ubicada en el borde posterior e inferior del cuerpo calloso, entre ambos tubérculos cuadrigéminos superiores y en conexión con el tercer ventrículo.

Se halla encapsulada por la píamadre, desde la cual le llegan vasos, fibras nerviosas amielínicas y estroma conjuntivo. El flujo sanguíneo es sólo superado en importancia por el renal, lo que de por sí constituye una prueba en contrario de la naturaleza vestigial de la pineal.

El origen de esta teoría fue el hallazgo de calcificaciones en el tejido, observadas ya en algunos casos durante el desarrollo intrauterino; sin embargo, se conoce que estas concreciones calcáreas son extracelulares y no tienen implicancias en la funcionalidad glándula.

El órgano pineal se caracteriza por una gran variabilidad a través de la escala zoológica. En peces y anfibios contiene células fotorreceptoras semejantes a las retinianas.

En mamíferos es típicamente endócrina, careciendo de fotorreceptores desarrollados.

Existen suficientes evidencias experimentales como para suponer que los pinealocitos endócrinos de los vertebrados superiores resultan de la evolución filogénica de células fotorreceptoras presentes en las formas más primitivas (Reiter 1980;Reiter 1991).

Los pinealocitos constituyen el 80% del componente celular de la glándula de los mamíferos; éstas son células poliédricas que poseen prolongaciones citoplasmáticas, las cuales terminan en los espacios perivasculares e intercelulares.

Aunque a través de estos últimos puede alcanzar la cavidad ventricular, la vía principal de secreción de melatonina es la vascular.

El 15% restante de la masa celular la constituyen los elementos vasculares, las terminaciones nerviosas y las células de la glía. Si bien la población celular pineal es relativamente homogénea, existen evidencias de diferencias funcionales entre pinealocitos de distintas regiones (Chuluyan et al. 1990).

La inervación pineal sigue dos disposiciones anatómicas fundamentales. En la mayoría de las especies predominan las fibras simpáticas postganglionares originadas en los ganglios cervicales superiores (GCS), que llegan a la glándula a través de los vasos sanguíneos o de los nervios conarios y terminan en el espacio perivascular, cercanos a los pinealocitos.

Estos terminales tienen una distribución parenquimatosa y perivascular y constituyen la forma más común de inervación en los mamíferos.

Existe también una inervación de origen central que penetra en la glándula desde la habénula, proveniente del núcleo supraóptico o paraventricular, o desde el área hipotalámica periventricular.

Se ha descrito además, una escasa inervación parasimpática, cuyas fibras preganglionares nacen en el núcleo salivar superior.

La inervación de tipo peptidérgica, a través de terminaciones propias y/o en combinación con terminaciones simpáticas y parasimpáticas, ha sido involucrada en el control secretorio de la glándula (Cardinali et al. 1995).

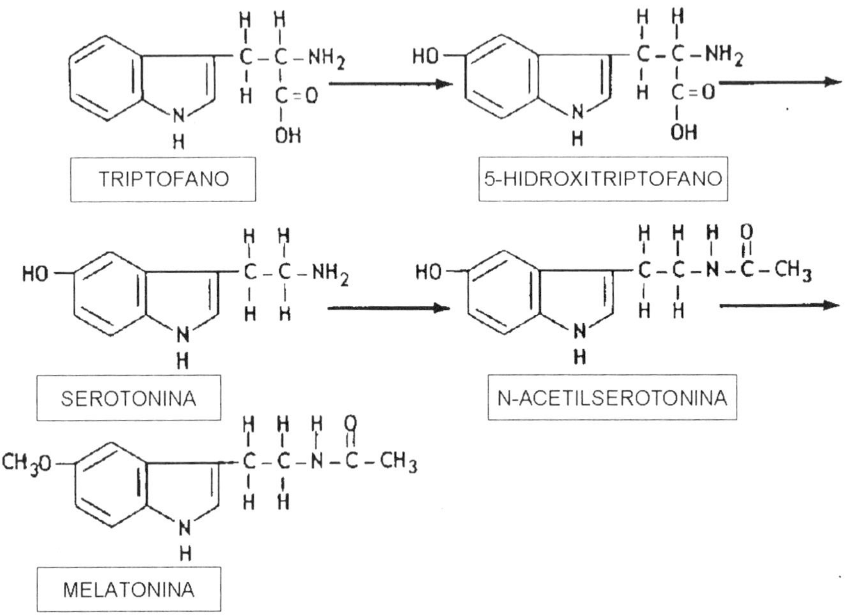

La glándula pineal es el principal mediador de la respuesta fisiológica ante los ritmos anuales así como un potente modulador de los ritmos circadianos. La pineal es el nexo indispensable entre el medio ambiente luminoso y el SNC y endócrino; su función primaria es la secreción de melatonina, una hormona producida en función del estado de iluminación ambiental (Reiter 1980;Reiter 1991)..

La melatonina se sintetiza a partir del triptófano en la glándula pineal a través de la hidroxilación y descarboxilación a serotonina, y N-acetilación y O-metilación de la serotonina a melatonina. La variación luz-oscuridad en la síntesis de melatonina es el hecho esencial que explica la participación de la glándula en la fisiología de los ritmos biológicos.

La melatonina se secreta hacia la circulación, donde presenta un ritmo circadiano con máximos durante el período de oscuridad. En el hombre y roedores, la 6-hidroxilación hepática de la melatonina es la principal ruta metabólica para la inactivación de la hormona. Además se han descrito desmetilación y 2-hidroxilación y ciclización de la melatonina luego de su pasaje a la circulación general. Dentro y fuera del SNC la melatonina también se metaboliza a derivados quinurenamínicos .

La síntesis de melatonina no es exclusiva de la glándula pineal; también está presente en diversos tejidos centrales y periféricos. Sin embargo, la pinealectomía en mamíferos así como también en pacientes con pinealomas, resulta en niveles plasmáticos indetectables de melatonina. Esto ha llevado al concepto de que la producción extrapineal de la hormona tiene un efecto probablemente local (paracrino) (Cardinali 1981).

La actividad biosintética y secretoria de la glándula pineal responde primariamente a estímulos lumínicos (regulación neural) y secundariamente a estímulos hormonales provenientes de los tejidos periféricos (regulación hormonal). La función metabólica de la glándula está regulada por la longitud del fotoperíodo.

En los mamíferos, la información fotosensorial es captada por los fotorreceptores retinianos y se trasmite al NSQ anterior vía el haz retinohipotalámico.

Desde allí un segundo grupo de fibras viaja hacia la región periventricular y tuberal media y luego al hipotálamo lateral, cuyas neuronas finalmente se proyectan a la columna intermediolateral de la médula espinal. Allí se originan las conexiones preganglionares que llegan a los ganglios cervicales superiores, para finalmente arribar a la glándula pineal a través de fibras postganglionares noradrenérgicas que interactúan con receptores adrenérgicos postsinápticos.

El esquema sobresimplificado de regulación pineal: NE - receptores adrenérgicos ß1 - aumento de AMPc - síntesis y liberación de melatonina, ha sido reemplazado por un modelo más complejo, «multi-señal», del control de la secreción de melatonina. Se ha descrito la presencia de receptores a_1 postsinápticos, los cuales potencian el efecto $ß_1$, a través de una serie de eventos que incluyen: activación de fosfolipasa C, movilización de calcio citosólico, activación de proteína-quinasa C y fosfolipasa A2 y liberación de prostaglandinas, tromboxanos y leucotrienos (Reiter 1991).

Existen también investigaciones neuroanatómicas y electrofisiológicas que avalan la existencia de una inervación central que contribuye al control secretorio de la glándula. Esto se correlaciona con el hallazgo de varias poblaciones de terminales nerviosas en la pineal, además de las clásicas catecolaminérgicas. Se trata de terminales que contienen vesículas grandes, que corresponden a fibras peptidérgicas y otras con vesículas pequeñas, que podrían corresponder a terminales colinérgicos y/o aminoacidérgicos. Se han determinado numerosos sitios aceptores para neurotransmisores o neuromoduladores en la glándula pineal de mamíferos, entre ellos «binding» de glutamato, receptores para GABA tipo A y B, de BZP (centrales y periféricos), 5-HT_2, acetilcolina (muscarínicos), sustancia P, VIP, dopaminérgicos, neuropéptido Y (NPY) y diversas hormonas (Cardinali et al. 1985).

Si bien las señales neurales constituyen el principal regulador de la función pineal, distintas observaciones indican que la glándula pineal, más que constituir un componente abierto del sistema neuroendócrino, posee una retroalimentación hormonal por los distintos órganos efectores cuyas funciones afecta. Tal observación constituye la base bioquímica para los cambios en la amplitud del ritmo diario de melatonina detectables durante el ciclo estral de la rata, la oveja y la mujer, superpuestas a los cambios pineales circadianos producidos por el ciclo luz-oscuridad (Cardinali 1981).

La hormona pineal melatonina se secreta por un mecanismo de difusión simple primariamente hacia la sangre, penetrando en diversos humores corporales, como el líquido amniótico. La melatonina no se almacena, de tal forma que la variación diaria en su biosíntesis o contenido pineal es un indicador de la secreción glandular. La concentración intrapineal de melatonina en humanos varía entre los valores diurnos y nocturnos de 0,05 y 40 ìg/g, respectivamente. La melatonina circula en plasma unida en un 80% a albúmina y el resto en forma libre, presentando un ritmo circadiano, con valores máximos nocturnos que oscilan alrededor de unos 100 pg/ml en adultos jóvenes. El pico de secreción se halla entre las 2 y las 6 de la mañana, sin relación clara con las fases del sueño. La amplitud del ritmo de melatonina está influida por diferentes factores (Reiter 1980;Reiter 1991):

- la edad, siendo las diferencias mañana-noche en la concentración de melatonina plasmática, entre 3 a 5 veces mayores en los niños y significativamente menores en los ancianos en comparación con lo hallado en los adultos;
- la estación del año: en verano, el comienzo de la secreción de la hormona por lo general se adelanta una hora y en invierno se retrasa;

- el ciclo menstrual: en la fase preovulatoria está descrito un discreto descenso de la secreción;
- estilos de vida, tipos de trabajo, que condicionen diferentes tiempos de exposición al sol;
- drogas que disminuyen la amplitud del pico nocturno, tales como los ß-bloqueantes, los antiinflamatorios no esteroideos o BZP:
- efecto de la luz: la luz brillante artificial de intensidad mayor de 2500 lux (similar a la hallada en el mediodía de un día de verano) anula el pico nocturno dentro de los 10 a 20 min de la exposición. La misma intensidad lumínica aplicada por la mañana adelanta el pico secretorio, y por la tarde, en las últimas horas de luz, lo retrasa (curva de respuesta de fase). La luz fluorescente presente en hogares y lugares de trabajo (unos 200 lux) no suprime la secreción de la hormona.

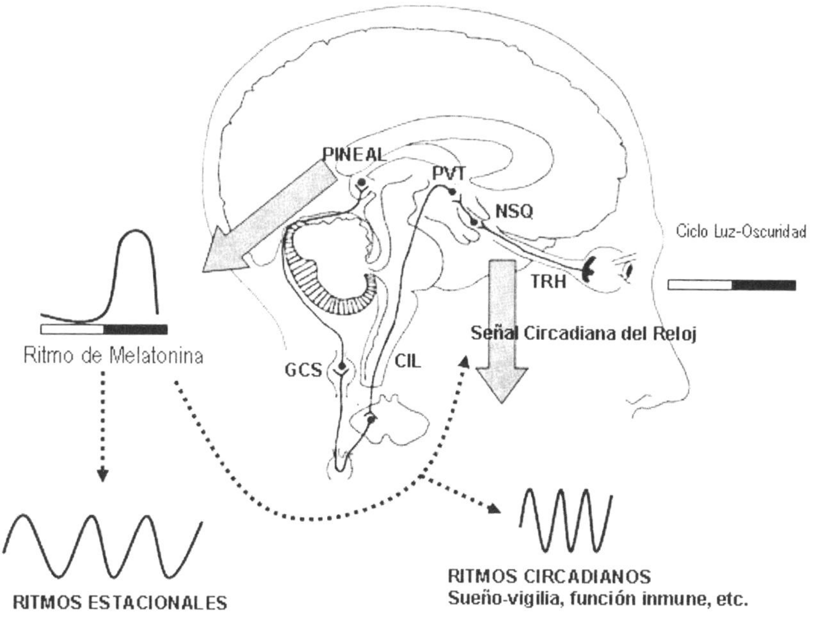

Fig. 1.5. Función cronobiológica de la melatonina. NSQ: núcleo supraquiasmático. TRH: tracto retino-hipotalámico. PVT: núcleo paraventricular. GCS: ganglio cervical superior. CIL: columna intermediolateral.

1.1.9 Papel de la Pineal como Sincronizador de Ritmos Biológicos

Puede considerarse como definitivamente establecido el rol de la glándula pineal en la transmisión de información luminosa al sistema neuroendócrino. El ejemplo más obvio lo da la reproducción estacional controlada en los animales que viven en zonas templadas por los cambios cíclicos en la longitud del fotoperíodo. Mediante la sincronización de la reproducción con la época del año más adecuada para la sobrevida de la cría, los individuos que componen una especie optimizan su capacidad adaptativa. Es importante destacar que, numerosas funciones endócrinas y del SNC muestran también un ritmo circanual (p. ej., pelaje, conducta, función tiroidea, etc.). En el hombre existen numerosas funciones fisiológicas con ritmos estacionales y ciertas patologías, como la enfermedad afectiva estacional, que es también ejemplo de esta estacionalidad (Reiter 1980;Reiter 1991).

La pinealectomía bloquea la capacidad para percibir correctamente la señal ambiental estacional, es decir vuelve al animal «ciego neuroendócrino». Como la longitud de la fase de oscuridad es detectada a través de la secreción de melatonina (la «hormona de la oscuridad»), es posible administrarla de forma tal que reproduzca la fase de larga duración de la noche invernal, o la fase de corta duración del verano. En animales pinealectomizados pueden reproducirse las respuestas típicas de ambas situaciones experimentales mediante la perfusión durante períodos variables de concentraciones fisiológicas de la hormona. El sistema neuroendócrino es capaz de percibir el cambio en la longitud del fotoperíodo mediante la secreción de melatonina (Cardinali y Pevet 1998).

Cabe preguntarse cómo ese mensaje es decodificado por los órganos efectores. Existen dos hipótesis generales para explicar este proceso: una de ellas es la hipótesis del reloj de arena, por la cual el organismo mide la duración de la fase luz-oscuridad por la acumulación o carencia de algún producto metabólico durante el día o la noche (melatonina). La segunda hipótesis postula la existencia de dos ritmos endógenos: un ritmo de 24 horas y un ritmo de sensibilidad tisular a la hormona (ventana de sensibilidad). Acorde a ello, la respuesta del organismo a un determinado mensaje de melatonina puede ser comprendida sólo cuando la señal coincida con el período de sensibilidad del tejido efector.

Para ejercer sus efectos cronobiológicos, la hora en que se administra la melatonina es crítica. En animales de experimentación y en el hombre se detecta un período vespertino de sensibilidad en las últimas horas de luz, y un breve período de sensibilidad precediendo al comienzo del día (curva de respuesta de fase). Hacia el final de la tarde se observa un aumento en los sitios de unión para la melatonina en membranas cerebrales. La inyección de melatonina durante el período diario de sensibilidad produce inhibición de la captación de 2-desoxiglucosa en el NSQ, un indicador de la actividad metabólica de la región cerebral. El efecto «in vitro» de la melatonina sobre la actividad eléctrica del NSQ también muestra un ritmo diario que se correlaciona con los períodos de sensibilidad neuroendócrina para la hormona (Reiter 1980;Reiter 1991)..

La investigación clínica orientada a elucidar la naturaleza y función de la glándula pineal debe considerar una serie de peculiaridades provenientes de su particular fisiología. La melatonina puede determinarse por radioinmunoanálisis en sangre, saliva y orina. Su ritmo circadiano, con máxima secreción nocturna, hace crítica la forma de obtención de las muestras. La determinación urinaria del metabolito hepático de la melatonina, 6-sulfatoximelatonina, provee un método conveniente de evaluación de la secreción endógena del compuesto pineal (Cardinali y Pevet 1998).

Si bien la secreción de la melatonina es reproducible día a día en un mismo individuo, existe un amplio rango de variabilidad interindividual. Asimismo debe destacarse que aunque los niveles circulantes de una hormona son una indicación de su actividad biológica, en numerosas ocasiones un cambio de sensibilidad del tejido efector (por ejemplo, un descenso o aumento en el número de receptores específicos) puede condicionar modificaciones en la actividad hormonal sin cambios en los niveles circulantes de la hormona. Resultados en plaquetas humanas indican que el ritmo de sensibilidad a la melatonina puede monitorearse en el hombre a través de indicadores periféricos. Las distintas funciones plaquetarias (agregación, producción de tromboxano B_2, secreción de gránulos densos) son afectadas máximamente por la melatonina hacia el final del período de luz, momento en que la respuesta neuroendócrina a la melatonina es mayor en animales de experimentación (Cardinali et al. 1993).

1.1.10 Mecanismo de Acción de la Melatonina

La melatonina actúa primariamente sobre el SNC para producir sus efectos sobre los mecanismos cronobiológicos y el sueño. Entre los distintos transmisores probables, el GABA es de interés debido a que se halla presente en cada neurona del reloj biológico principal, los NSQ, presenta un ritmo diario en diversas áreas del SNC, y a que drogas como las BZP, que potencian la actividad gabaérgica a nivel de sus sitios receptores, o como la bicuculina, que bloquea los receptores gabaérgicos de tipo A, son activas para afectar el período de oscilación de los NSQ.

En estudios llevados a cabo en nuestro laboratorio (Rosenstein y Cardinali 1990;Golombek et al. 1996) hemos observado que la pinealectomía y la administración de melatonina alteran el ritmo circadiano en sitios aceptores para GABA y BZP en el SNC de roedores, así como la síntesis, «turnover» y efectos postsinápticos del GABA cerebral. La administración de antagonistas de los receptores de BZP (y por lo tanto, de los mecanismos receptores vinculados al efecto GABA tipo A) bloquea la acción de la melatonina sobre diversos ritmos (actividad locomotora, analgesia, etc.) y sobre su actividad cronobiológica central, la resincronización de los ritmos circadianos. Este hecho fue de importancia para explicar los efectos de la melatonina sobre el ritmo sueño-vigilia en humanos.

La acción de la melatonina en el SNC está mediada por sitios aceptores específicos. La primera descripción de receptores para melatonina en membranas del hipotálamo, corteza cerebral y cerebelo de bovinos fue realizada mediante el empleo de ^{3}H-melatonina en nuestro laboratorio en 1979 (Cardinali et al. 1979). Más recientemente, y mediante el uso de 2-^{125}I-melatonina se han llevado a cabo estudios bioquímicos y autorradiográficos de localización, detectándose sitios de alta afinidad en el NSQ y pars tuberalis de la adenohipófisis. Asimismo, se ha verificado la distribución amplia de receptores indicada inicialmente mediante el empleo de ^{3}H-melatonina. Existe también evidencia sobre la presencia de sitios periféricos de unión para la melatonina en la mayoría de los tejidos y órganos periféricos, como en el sistema inmune, intestino, riñón, glándulas endócrinas, pulmón, etc. (Dubocovich et al. 2000)

En base a sus propiedades cinéticas, especificidad y localización en el SNC se han identificado distintos receptores para la melatonina. Una primera clasificación de los receptores de melatonina en tipo ML1 y ML2 se basó en las diferencias cinéticas y farmacológicas de la unión específica del ligando 2-^{125}I-iodomelatonina. La International Union of Pharmacology (IUPHAR) ha propuesto una nomenclatura en concordancia con lo establecido para otros receptores (Dubocovich et al. 2000). De los dos subtipos de receptores para melatonina clonados en mamíferos, llamados, según IUPHAR, MT_1 y MT_2 (inicialmente conocidos como Mel_{1a} y Mel_{1b}), el receptor MT_1 podría mediar los efectos circadianos y reproductivos de la melatonina, ya que se expresa en los NSQ y la pars tuberalis, considerados los sitios de acción circadiana y estacional de la melatonina. Sin embargo, el hecho de haberse clonado una parte de estos sitios receptores y abrir la posibilidad de obtención de ratones transgénicos con «knock-out» de uno u otro tipo de receptor, no ha permitido hasta ahora la clarificación de estas funciones. Si se considera la naturaleza lipofílica de la melatonina, es probable que existan receptores intracelulares para la hormona. Uno de estos sitios nucleares, perteneciente a la superfamilia de receptores nucleares RZR/ROR, puede mediar varios efectos inmunológicos de la melatonina.

Los receptores MT_1 y MT_2 pertenecen a la superfamilia de receptores asociados con proteínas G. Estos receptores median la inhibición de la melatonina por la adenilato ciclasa. Como segundos mensajeros de la acción de la melatonina sobre receptores MT_2 se han propuesto a distintos fosfoinositósidos y a derivados del ácido araquidónico y Ca^{2+} . La melatonina no sólo afecta la actividad neuronal sino también modifica diversas funciones en células gliales, tales como la acumulación de nucleótidos cíclicos y el influjo de Ca^{2+} (Cardinali et al. 1997b)

La complejidad de la acción hormonal hace aún difícil la formulación de un esquema coherente sobre el sitio y mecanismo de acción de la melatonina.

1.1.11 La Melatonina como Fármaco

Diversos estudios en los últimos 10 años han demostrado que la melatonina, además de ser la señal circulante de la duración de la noche, provee una clave interna de sincronización para numerosos ritmos circadianos. Como tal, la melatonina constituye un elemento idóneo para modificar la periodicidad de dichos ritmos, o inducirlos en situaciones en los que tales ritmos se amortiguan o desaparecen. La incorporación reciente de la melatonina como fármaco abre la posibilidad de manipular en forma directa el sistema circadiano en el hombre (Cardinali 2002).

Se han utilizado distintas vías de administración de melatonina: oral, intravenosa, por spray nasal, parche dérmico o parche gingival. Las dosis útiles varían entre 1 y 5 mg. Luego de administración bucal, la concentración de melatonina alcanza su máximo en 1 hora, y disminuye con una vida media de 30-50 min. El máximo se obtiene aún antes luego de la administración parenteral o intranasal de melatonina. Estos cambios rápidos en las concentraciones circulantes difieren marcadamente del aumento y disminución de melatonina que ocurre normalmente cada noche. Es todavía un objetivo a concretar la obtención de formas farmacéuticas de liberación de melatonina que reproduzcan las condiciones de la secreción natural. El margen de seguridad del tratamiento con melatonina es alto. Se han utilizado dosis de 1 g/día por meses con mínimos efectos adversos (somnolencia) y sin signos de acción tóxica en hígado, riñones o médula ósea (Cardinali 2002).

En el hombre la melatonina administrada en forma oral tiene tanto un efecto sincronizador del oscilador circadiano como un efecto promotor del sueño. Hemos señalado más arriba que, como todo agente que actúa sobre el reloj circadiano, la administración de melatonina produce una típica curva de respuesta de fase, es decir, se obtienen adelantos de fase cuando se administra en la tarde tardía o en la noche, y retrasos de fase al inyectarse en la mañana. Esta curva de respuesta de fase es opuesta a la que se obtiene con la luz. En los períodos intermedios tanto la melatonina como la luz carecen de efectos sobre el oscilador circadiano.

En relación a la acción promotora del sueño de la melatonina, los primeros estudios fueron llevados a cabo mediante administración intranasal. Como se ha señalado, la vía más utilizada hoy es la oral. La administración de melatonina en horas del mediodía disminuye la latencia del sueño, la temperatura corporal y la vigilancia. Estos efectos sobre la temperatura corporal parecen participar, además de los efectos sobre el reloj circadiano, en la inducción del sueño. En efecto, la evidencia acumulada permite concluir que la acción reguladora fisiológica de la melatonina en el sueño es el resultado de una acción combinada de su efecto promotor del sueño por disminución de la temperatura corporal y su efecto de resincronización (Monti y Cardinali 2000).

Se encuentran en fase avanzada de desarrollo varios análogos de la melatonina, algunos con aplicación específica sobre los distintos tipos de receptores arriba mencionados. Esto abre la posibilidad futura de contar con fármacos con especificidad sobre uno u otro aspecto de la acción de la melatonina. Sin duda, el interés de varias compañías farmacéuticas en estos desarrollos augura una era futura de extraordinario interés científico para la melatonina.

Una de las aplicaciones mejor definidas de la melatonina es su utilidad en trastornos circadianos del sueño, como el síndrome de fase retardada del sueño, «jet-lag», trastornos del trabajo en turnos, insomnio en la edad avanzada y alteraciones periódicas del sueño, como la que se observa en ciertos tipos de ceguera (Monti y Cardinali 2000).

Como mencionamos ya, se denomina «jet-lag» al cuadro de desincronización externa que se produce cuando un individuo atraviesa varios husos horarios en cortos períodos de tiempo. Los distintos ritmos circadianos se adaptan al nuevo horario con una velocidad de aproximadamente 1 día/hora de diferencia horaria. Las estrategias recomendadas para adaptarse a la nueva situación comprenden un estricto respeto del nuevo horario y exposición a luz brillante (más de 2000 lux) en aquellas horas del día correspondientes a la noche del sitio de partida. Varios estudios han demostrado que dosis de melatonina entre 0.1 y 5 mg son efectivas para reducir el tiempo de resincronización en varios días. Este efecto se acompaña de una disminución importante, o aun desaparición, de los signos del jet-lag (Cardinali et al. 2002a).

En el trabajo en turnos se observa, como en el jet-lag, una desincronización por causas externas que demanda que el individuo se mantenga despierto en horarios normalmente correspondientes al sueño. Como en el caso del jet-lag, las estrategias recomendadas para la adaptación comprenden un estricto respeto de las rutinas del nuevo horario y, en ocasiones, la exposición a luz brillante en las horas del día correspondientes al sueño en el turno diurno. El tratamiento con melatonina en concentraciones de 2-5 mg produce beneficios apreciables en la capacidad para dormir en el momento deseado en los trabajadores en turnos (Arendt 2003).

El trastorno conocido como síndrome de fase retardada del sueño se caracteriza por la incapacidad persistente y crónica para conciliar el sueño antes de las 3-4 de la mañana, acompañado por una longitud normal del sueño. Si, como generalmente ocurre, el paciente tiene obligaciones laborales en los horarios habituales matutinos, las dificultades pueden ser extremas y conducen a conflictos personales y laborales de importancia. Inicialmente se trató a este cuadro con técnicas como la cronoterapia, consistente en requerirle al paciente que duerma cada día una hora más tarde, hasta coincidir el período de sueño con el momento deseado. También se ha utilizado luz brillante por la mañana, que, como hemos mencionado, produce adelantos de fase y por lo tanto, adelanto del comienzo del sueño y de la hora de despertar. La melatonina es de gran utilidad en el síndrome de fase retardada del sueño. Administrada hacia las 1800 - 1900 h cada día produce adelantos de fase, es decir, existe tanto adelanto del comienzo del sueño como de la hora de despertar. Ya señalamos que esto es debido a la particular curva de respuesta de fase de la melatonina, inversa a la de la luz (Arendt 2003)

Distintas estadísticas indican que en más del 50% de los ciegos se observan alteraciones del sueño. En situaciones de ceguera total se presentan alteraciones del sueño imputables a la expresión en libre curso de la periodicidad del oscilador circadiano (unas 25 h). La explicación más aceptada para esta alteración es la ausencia o débil presencia del principal sincronizador ambiental, la luz. Ya hemos visto como el sueño (y la secreción endógena de melatonina) comienzan así aproximadamente una hora más tarde cada día, lo que se manifiesta en trastornos en unos 10-15 días (cuando el sueño coincide con el día) y desaparece en los 10-15 días subsiguientes (cuando el sueño coincide con la noche externa), para reiniciarse el ciclo. Diversos estudios han indicado que la melatonina (2 a 5 mg) es útil en estos pacientes para reemplazar al sincronizador ambiental, al menos en el caso del ritmo sueño-vigilia, y que la hormona pineal está estrechamente relacionada al efecto de la luz. En situaciones de ceguera incompleta (o en viejos confinados a espacios cerrados), la débil percepción de la luz es muchas veces insuficiente para mantener la sincronización del ritmo de sueño-vigilia y en estos casos la aplicación de la melatonina ha demostrado ser también efectiva (Arendt 2003).

Una definida aplicación farmacológica de la melatonina lo constituye el insomnio observado en la edad avanzada. Como ya hemos mencionado, en forma fisiológica y con la edad, el ritmo sueño-vigilia se altera, con disminución de la amplitud de oscilación, es decir, tanto un sueño superficial y pobre como somnolencia durante el día y disminución del alerta. Esto coincide con una disminución de la amplitud del ritmo de melatonina y de temperatura corporal.

Posibles funciones de la melatonina en el hombre

Función	Evidencia Experimental
Sincronización circadiana	Se ha definido una típica curva de respuesta de fase para melatonina en la que la que administración matutina produce retardos de fase de los ritmos circadianos mientras que la administración vespertina produce adelantos de fase
Promoción del sueño	Existe un claro efecto promotor del sueño de la melatonina
Regulación de la temperatura corporal	El aumento nocturno de melatonina reduce la temperatura corporal. Estimativamente un 50-70% del ritmo de temperatura corporal es secundario al ritmo de melatonina
Sistema inmune	La melatonina tiene acción inmuno-potenciadora en asociación a interleuquina 2 en pacientes con cáncer. En animales de experimentación distintos aspectos de la función inmune son afectados positivamente por la melatonina
Pubertad	Existe una disminución de la secreción de melatonina en los distintos estadios de la pubertad pero no se ha establecido un vínculo claro entre la melatonina y la maduración sexual

No sólo existe en estos pacientes (que en ciertas estadísticas representan más del 50% de la consulta médica en edades mayores de 60 años) una disminución de amplitud de los ritmos circadianos sino también hay una tendencia al empobrecimiento del efecto de los sincronizadores ambientales lo que lleva a un cuadro de fase retardada del sueño. La administración de 2-5 mg de melatonina 30-60 min antes de dormir es de gran utilidad para revertir estos trastornos, ya que produce un adelanto de fase del sistema circadiano y aumento de la amplitud de su principal señal sincronizadora. Esto conduce al mejoramiento, no sólo la calidad del sueño sino también del alerta, una diferencia sustancial con lo que normalmente se obtiene con hipnóticos como las BZP, que en muchas oportunidades mejoran el sueño con deterioro del alerta durante gran parte del día (Cardinali y Pevet 1998).

1.2 CRONOBIOLOGÍA Y ENFERMEDAD DE ALZHEIMER

La enfermedad de Alzheimer es un trastorno neurodegenerativo que produce declinación intelectual progresiva, como así también una variedad de alteraciones neuropsiquiátricas y conductales. Las alteraciones neuropsicológicas de la enfermedad de Alzheimer incluyen anomalías de la memoria reciente y remota, afasia, trastornos visuoespaciales y visuoconstructivos y defectos de cálculo, praxias, abstracción y juicio. El compromiso neuropsiquiátrico incluye alteraciones de la personalidad, ideas delirantes y confusión, alucinaciones y depresión, trastornos en el sueño, del apetito y de la sexualidad, y presencia de conductas motoras anormales (Gauthier 2001). Típicamente, los síntomas más severos y tempranos en la enfermedad de Alzheimer son las dificultades insidiosas y progresivas para recordar los aprendizajes o situaciones más recientes, hecho que es seguido de alteraciones del lenguaje, capacidades visuoespaciales, praxias y compromisos de la atención. En los estadios intermedio y tardío de la enfermedad suelen aparecer una serie de síntomas de la esfera conductal que afecta significativamente la calidad de vida de los pacientes y convivientes

El diagnóstico de la enfermedad de Alzheimer es fundamentalmente clínico, ya que hasta el presente, carecemos de algún marcador biológico o de alguna prueba diagnóstica que permita identificar positiva y selectivamente a la enfermedad, más allá de la valoración anatomopatológica definitiva.

En virtud de ello, la valoración clínica continúa siendo la herramienta más importante en el proceso de diagnóstico, contando además con la colaboración de la neuropsicología y de algunos métodos complementarios de diagnóstico (Cummings y Benson 1992;Cummings y Khachaturian 1996).

La distinción entre los aspectos cognitivos y los no cognitivos (también denominados primarios y secundarios) se utilizará con un criterio organizativo y didáctico, ya que en la clínica la coexistencia y superposición de estos fenómenos es habitual y está por encima de esta dicotomía.

Los actuales criterios diagnósticos (NINCDS-ADRDA, ICD-10 Y DSM IV) sumados a la propuesta del CERAD, permiten un alto índice de sensibilidad y eficacia diagnóstica, cercano al 85% de los casos (Mckhann et al. 1984;Cummings y Khachaturian 1996). Las normalizaciones del CAED, proponen un consenso de normas diagnósticas a emplear en nuestro medio, minimizando las controversias surgidas del empleo de las diferentes propuestas.

En el cuadro clínico de la enfermedad de Alzheimer, podemos reconocer la afectación de las siguientes áreas:

A- cognitiva
B- conductual
C- cronobiológico

1.2.1 Aspectos Cognitivos

MEMORIA

Los trastornos de la memoria constituyen uno de los rasgos más característicos de la enfermedad.

La característica neuropsicológica más saliente de la enfermedad de Alzheimer está determinada por una amnesia global y profunda hacia los estadios más avanzados, si bien se reconoce un gradiente o secuencia temporal en la alteración de los distintos tipos de memoria, con un comienzo insidioso y una progresión gradual.

Las dificultades para evocar hechos recientes suelen iniciar el cuadro clínico y se convierten en uno de los primeros trastornos de la esfera intelectual percibidos por el paciente o sus familiares.

El defecto mnésico comienza principalmente con dificultades para aprender e incorporar materiales nuevos, en tanto que aparecen algunos trastornos comparativamente menores para la evocación de información pasada o remota.

Al considerar los diversos tipos de memoria, debemos reconocer una secuencia o cronología, en la cual la memoria episódica es la primera en afectarse, cuando aún otras formas de memoria se encuentran preservadas.

Esta selectividad puede correlacionarse con la alteración anatómica inicial que compromete fundamentalmente al hipocampo y la corteza entorrinal.

El compromiso de la memoria semántica suele seguir en orden secuencial y revela en la correlación anatomo-clínica la extensión del proceso degenerativo hacia la región temporal externa.

En las pruebas que exploran la función mnésica se evidencia la dificultad de estos pacientes para codificar la información, determinando que los datos incorporados recientemente en la memoria de corto plazo, se pierdan rápidamente, dificultando así su almacenamiento y ulterior evocación, con el siguiente compromiso de la memoria secundaria.

Si bien la memoria remota también se lesiona, es claramente reconocible un gradiente en la temporalidad del recuerdo, siendo mucho más difícil la evocación de hechos recientes.

Sólo se preserva la memoria procedural y el aprendizaje de tareas motoras sencillas, aún en estadios avanzados de la enfermedad.

LENGUAJE

Las alteraciones del lenguaje constituyen otra evidencia del compromiso predominantemente cortical.

Las primeras anormalidades apreciables en el lenguaje normal espontáneo consisten en la dificultad para hallar ciertas palabras, apareciendo entonces la necesidad del paciente de expresarse por medio de palabras más generales o dando el significado de la palabra a la cual quiere referirse.

La exploración del lenguaje en los estadios iniciales, pone de manifiesto que la capacidad de nominar objetos que se le presentan al paciente esta aún preservada, en tanto que está claramente afectada la posibilidad de generar listas de palabras de una serie o categorías determinadas. Las pruebas que investigan fluidez verbal, demuestran que los pacientes pueden resolver mejor la generación de una lista frente a una consigna propuesta (por ejemplo, una lista de animales) que la elaboración de un listado de palabras que comiencen con una letra o inicial determinada.

A medida que el paciente evoluciona, los rendimientos en este tipo de pruebas se van haciendo sensiblemente inferiores con respecto a los individuos normales, y el lenguaje espontáneo se va empobreciendo, con la instalación de una anomia franca y progresiva, determinando en forma cada vez más evidente el discurso «vacío» y de sentido difícilmente comprensible, dada la escasez de elementos expresivos.

Las dificultades iniciales para nominar objetos de baja frecuencia de utilización, van dejando paso a las limitaciones progresivas para nominar objetos de uso cotidiano y frecuente.

La progresiva carencia de términos y la disminución de la fluidez verbal, hacen cada vez más notoria la presencia de parafasias que inicialmente son verbales, en tanto que a medida que se instala una desestructuración mayor del lenguaje, aparecen parafasias literales y neologismos.

Es importante destacar que estas parafasias, presentan la característica de tener cada vez menor relación con las palabras que pretenden reemplazar, a medida que la enfermedad evoluciona. Esta lejanía progresiva con respecto al vocablo que se intenta sustituir es característica de los procesos de tipo Alzheimer, y puede diferenciarse de las alteraciones producidas por lesiones focales de la corteza cerebral.

Los aspectos sintácticos y fonológicos del lenguaje se encuentran relativamente preservados en los estadios iniciales, en tanto que la semántica del discurso se va deteriorando con mayor rapidez (Cummings y Benson 1992;Cummings y Khachaturian 1996).

La compresión del lenguaje hablado, también se afecta en forma paulatina, al igual que la capacidad de lectura, especialmente cuando la misma se lleva a cabo en voz alta.

Todo ello determina para el paciente severas dificultades para el diálogo, y en cualquier conversación, la escasez de palabras, sumado a las intrusiones (presencia de términos inapropiados o vinculados a otro momento del diálogo) traen aparejada la imposibilidad para el interlocutor de seguir una conversación de manera coherente y ordenada.

En estadios más avanzados de la enfermedad, aparecen otras alteraciones del lenguaje, como ecolalia (tendencia a la repetición de frases y palabras que fueron suministradas previamente al paciente), palilalia (reiteración de términos y oraciones que surgen del lenguaje propio) y logoconia (repetición de la sílaba final de una palabra).

Los estadios finales del cuadro de deterioro determinan que el paciente se exprese con una serie de sonidos repetitivos, a los que no puede clasificarse de estructura del lenguaje, pudiendo llegar hasta un mutismo completo como una máxima expresión de la afección lingüística.

Es conceptualmente importante resaltar que la alteración del lenguaje en la enfermedad de Alzheimer no se presenta como una afectación global y simultánea, sino que evoluciona como un patrón característico y predecible, donde las alteraciones lingüísticas se corresponden en severidad y evolución con los diferentes estadios de la enfermedad.

A través de este proceso, se van afectando progresivamente los aspectos semánticos y pragmáticos del lenguaje, en tanto que los componentes de índole sintáctica y fonológica se hallan más preservados.

PRAXIAS Y GNOSIAS

Las apraxias y las agnosias, al igual que el resto de las funciones corticales, se encuentran característicamente comprometidas en la enfermedad de Alzheimer.

En el cuadro clínico, pueden considerarse dos formas de apraxias: la apraxia ideatoria, donde el paciente es incapaz de simbolizar en forma adecuada la secuencia de gestos vinculados a un acto motor; y la apraxia ideomotriz, consistente en la incapacidad de llevar a cabo ante un pedido una tarea, en tanto que la misma puede ejecutarse de manera espontánea.

Si bien los apráxicos pueden observarse en estadios tempranos de la enfermedad, es el periodo intermedio donde se instalan con mayor frecuencia, en tanto que es excepcional su presentación precediendo a otras manifestaciones clínicas.

Los fenómenos agnósicos están presentes en estos pacientes como otra manifestación del compromiso cortical, si bien su identificación puede dificultarse, debido a la superposición de otros defectos corticales como las afasias, trastornos visuoespaciales y deterioro amnésico (Cummings y Benson 1992;Cummings y Khachaturian 1996).

Inclusive algunos autores postulan que algunos defectos de la esfera gnóstica pueden ser los verdaderos responsables de las fallas que se atribuyen equivocadamente a trastornos de otros dominios (por ejemplo: errores o fallas nominativas en pruebas por confrontamiento, que podrían deberse a agnosias visuales antes que a genuinos defectos afásicos-anómicos).

Aproximadamente un 30% de los pacientes de enfermedad de Alzheimer presentan agnosias visuales, en tanto que una proporción menor padece fallas del tipo de la prosopoagnosia, con dificultades para el reconocimiento de caras o expresiones familiares.

Por otra parte, los mecanismos de tipo agnósico visual, podrían ser los responsables de otras manifestaciones clínicas de la enfermedad, como por ejemplo «el signo del espejo», donde el paciente no puede reconocerse a sí mismo al observarse frente al espejo. Los característicos falsos reconocimientos pueden iniciar la secuencia de eventos que determina muchas de las alteraciones conductuales de estos pacientes.

En el mismo sentido, experiencias con pacientes con enfermedad de Alzheimer permitieron observar que la lectura en silencio podía estar preservada aún cuando estos enfermos no podían reconocer el significado de las mismas palabras desde el lenguaje hablado, hecho que permite inferir que en realidad el cuadro correspondería a una agnosia verbal.

HABILIDADES VISUOESPACIALES

Las capacidades visuoespaciales también se afectan en los primeros estadios de la enfermedad de Alzheimer.

Uno de los primeros síntomas que inquietan al paciente o a un grupo familiar, consiste en la pérdida de la orientación espacial, siendo relativamente frecuentes los episodios de desorientación en la calle o en lugares públicos, al igual que la dificultad para ubicarse en los recorridos de las calles en aquéllos pacientes que conducen automóviles.

A medida que progresa la enfermedad, los pacientes pueden confundirse o perderse en su barrio y en estadios más avanzados se desorientan en su propia casa (Cummings y Benson 1992;Cummings y Khachaturian 1996).

Los tests neuropsicológicos ponen de manifiesto estas dificultades visuales y espaciales progresivas: se pierde la capacidad de reproducir figuras tridimensionales o copias de elementos cúbicos o geométricos, y en estadios ulteriores se desorganiza la copia de figuras sencillas.

OTRAS ALTERACIONES COGNITIVAS

Además de los característicos defectos amnésicos, afásicos, apráxicos y agnósicos que conforman el paradigma de las lesiones corticales en la enfermedad de Alzheimer, pueden observarse otras alteraciones menos frecuentes dentro de los aspectos cognitivos, a medida que la enfermedad progresa.

Los trastornos del cálculo aritmético se presentan en el segundo estadio de la enfermedad y pueden atribuirse a la superposición de defectos visuoespaciales o estar determinados por una acalculia primaria.

Se instala también el síndrome disejecutivo, alterándose marcadamente la planificación, la organización de secuencias y la atención. Estos defectos quedan claramente manifestados en aquellas baterías neuropsicológicas que exploran la función del cortex frontal.

El empobrecimiento judicativo, las alteraciones del pensamiento abstracto, la dispersión y la distractibilidad, la confusión derecha-izquierda, la disminución de motivación e iniciativa, la anosognosia, una creciente incapacidad para la resolución de problemas de la vida cotidiana y la pérdida progresiva de un razonamiento lógico y de un pensamiento racional, se van haciendo más notorios y evidentes junto con la evolución del cuadro, determinando que en los estadios finales del proceso se torne casi imposible el reconocimiento de rasgos propios de las funciones intelectuales superiores (Cummings y Benson 1992;Cummings y Khachaturian 1996).

1.2.2 Aspectos Conductuales

Si bien la distinción entre los aspectos cognitivos y no cognitivos de la enfermedad de Alzheimer, hace más a una finalidad didáctica y de ordenamiento sintomático para la descripción del cuadro clínico, es igualmente cierto que en los estadios iniciales dicha diferenciación se corresponde con la relativa preservación inicial de la afectación conductual.

Aunque en estadios intermedios y finales las esferas de síntomas y signos cognitivos y conductuales se superponen y se imbrican, en las primeras etapas de la enfermedad las alteraciones cognitivas dominan el cuadro clínico, en tanto que las manifestaciones neuropsiquiátricas son propias de los períodos más avanzados (Cummings y Benson 1992;Cummings y Khachaturian 1996).

Durante las etapas iniciales, los aspectos conductuales se hallan poco comprometidos, contrastando con la afección cognitiva que ya es observable, pudiendo existir una cierta disociación entre los rendimientos intelectuales de un paciente que presenta deterioro amnésico, lingüístico y trastornos del pensamiento abstracto y que, sin embargo, desarrolla sus tareas laborales y cotidianas en forma aparentemente normal.

Por otra parte es importante señalar que si bien las alteraciones cognitivas son más características en el momento de definir el cuadro clínico, la presencia de síntomas del orden conductual es determinante de la evolución, ya sea por la sobrecarga para el grupo de convivientes o por la necesidad de anticipar la institucionalización de los pacientes.

Frente a este panorama de alteraciones conductuales, cualquier intervención terapéutica, ya sea farmacológica o no farmacológica, que puedan modificar las conductas disruptivas asociadas con la enfermedad de Alzheimer, evitan o retrasan la necesidad de internación de los pacientes (Cummings y Benson 1992;Cummings y Khachaturian 1996;Yudofsky y Hales 1997).

TRASTORNOS DE LA PERSONALIDAD

Las primeras alteraciones reconocibles clínicamente en la esfera conductual, consisten en cambios de personalidad y/o carácter, tales como la indiferencia, desinterés y una incipiente apatía.

Los pacientes en estos estadios advierten poco estas modificaciones, y son los familiares quienes relatan la mayor introspección y tosquedad en los afectos, y el abandono de actividades o hobbies que tiempo atrás se presentaban como importantes y deseadas.

La pérdida de espontaneidad y la creciente demanda de ayuda para expresar una idea o una necesidad, determinan un perfil de mayor dependencia y puerilidad.

Los pacientes se presentan menos entusiastas, se tornan más impulsivos, irritables, se obstinan con facilidad, e impresionan menos maduros y cautelosos. Otras alteraciones de la personalidad frecuentemente observadas son mayor egocentrismo y desinhibición.

IDEAS DELIRANTES

Las ideas delirantes están determinadas por falsas creencias o pensamientos, basados en una inferencia distorsionada de la realidad externa y, sostenidas firme y vigorosamente por el paciente, aún cuando se le presenten evidencias de lo contrario.

Constituyen una de las manifestaciones más frecuentes del grupo de síntomas neuropsiquiátricos, presentándose en un 40-50% de los enfermos, generalmente en estadios intermedios o avanzados. El tema dominante de dichas convicciones patológicas, generalmente se centra en ideas de perjuicio personal, y las expresiones aluden a ser robado, perseguido o engañado por su pareja (Cummings y Benson 1992;Cummings y Khachaturian 1996;Yudofsky y Hales 1997).

Otros temas se vinculan al desconocimiento de la propia casa, a falsos reconocimientos de personas que no son quienes dicen (Síndrome de Capgras), o a la presencia de personas extrañas que viven en la casa (silueta fantasma).

Varios autores observaron que el grupo de pacientes que presentaban fenómenos de pensamientos sobrevalorados o ideación delirante, mostraba asimismo un ritmo de declinación cognitiva más rápido que los pacientes sin manifestaciones confuso – delirantes, pero sin que puedan observarse diferencias significativas en el tiempo de sobrevida entre ambos grupos.

ALUCINACIONES

La presencia de alucinaciones es menos constante, y puede estimarse en un 25% de los pacientes, generalmente en etapas tardías de la enfermedad.

Tales alucinaciones o percepciones alteradas sin el objeto correspondiente, son de naturaleza predominantemente visual y en menor proporción auditivas y olfatorias.

AGITACION Y AGRESIVIDAD

La agitación es relativamente frecuente, originándose muchas veces como respuesta a causas ambientales o del entorno del paciente, y constituye una de las alteraciones del comportamiento menos toleradas por los cuidadores y más inductoras de la decisión de internar al enfermo, especialmente cuando aparece a predominio nocturno, acompañándose de confusión y ansiedad.

Las conductas agresivas, generalmente tienen como destinatarios a familiares o cuidadores y son frecuentes al intentar vestir o bañar a los pacientes, consistiendo en intentos de agresión física (golpes, mordeduras) o más habitualmente insultos o manifestaciones verbales de ira, enojo o agravio.

DEPRESION

La depresión ocurre en aproximadamente un 15% de las personas mayores de 65 años, y esta cifra se triplica en el grupo de pacientes dementes.

Si bien la utilización de diferentes escalas y criterios diagnósticos diferentes genera dificultades a la hora de precisar la prevalecida de depresión en la enfermedad de Alzheimer, (encontrándose autores que citan desde un 0% hasta un 87% acorde a las distintas series), puede estimarse que un 40% a 50% de los pacientes de enfermedad de Alzheimer presentan en algún momento de su evolución rasgos depresivos, distímicos o disfóricos, en tanto que un porcentaje significativamente más bajo cumple en forma estricta con los criterios de depresión mayor.

El síndrome depresivo de los pacientes se expresa fundamentalmente por rasgos hipotímicos, pensamientos negativos, sensación de tristeza cotidiana, configurando una entidad más similar a la distimia o a la depresión menor, antes que un perfil de depresión severa. El suicidio es muy raro en pacientes de enfermedad de Alzheimer.

ANSIEDAD Y REACCIONES CATASTROFICAS

Los fenómenos de ansiedad pueden presentarse hasta un 40% o 50% de los pacientes. Generalmente se manifiestan como una exagerada preocupación o aprehensión ante eventos próximos, pudiendo en ocasiones coexistir con fenómenos depresivos.

Las reacciones catastróficas se ponen en evidencia como cambios de conducta súbitos, con agitación y ansiedad extremas, desproporcionadas con respecto al estímulo que las genera. Son frecuentes de observar ante la cercanía de viajes o traslados. Se expresan también como respuestas breves o intensas de descontrol emocional frente a algún estimulo considerado como estresante por el paciente, o ante la frustración reiterada frente a la imposibilidad de llevar a cabo una tarea sencilla.

CONDUCTAS MOTORAS ANOMALAS

Las alteraciones de la actividad motora, consisten en un grupo de trastornos habitualmente presentes en los estadios intermedios y finales de la enfermedad de Alzheimer, entre los que se incluyen continuos movimientos de los dedos, sin la finalidad aparente, siendo frecuente observar en estos pacientes como pliegan o arrugan ropas o sábanas.

La inquietud motora, reflejada en la actitud de caminar permanentemente dentro de la casa (pacing), deambulando sin un sentido aparente y el caminar en forma errática fuera de los limites de la casa o el barrio (vagabundeo o wandering) pueden convertirse en un problema peligroso, desde el momento que estos pacientes no pueden encontrar el camino de regreso a sus casas, siendo necesaria su identificación y asistencia para retornar a su domicilio.

Considerando la tendencia relativamente alta de presentación de este fenómeno que se registra hasta en el 60% de los casos, se recomienda especialmente la adopción de alternativas no farmacológicas (trabas de puertas, credenciales de identificación, etc.) para minimizar las consecuencias de estas conductas motoras anormales (Cummings y Benson 1992;Cummings y Khachaturian 1996;Yudofsky y Hales 1997).

1.2.3 Aspectos Cronobiológicos

Este grupo de trastorno implica una alteración no sólo de la esfera de los ritmos sueño vigilia sino de todo las funciones cronobiológicas expuestas en el punto 1.1. La incidencia es de 40% de los enfermos (Carpenter et al. 1995;McCurry et al. 2000).

Existen fuertes evidencias de la alteración de los mecanismos circadianos en los acientes dementes (Hoogendijk et al. 1996;Giubilei et al. 2001;Harper et al. 2001). Son varios los ritmos circadianos alterados, tales como el de temperatura corporal, secreción de varias hormonas y sobre todo, el ritmo sueño vigilia.

El eje retina – NSQ – pineal está alterado (Skene y Swaab 2003). Hay pérdida o alteración de neuronas del NSQ y otras áreas del sistema circadiano (Swabb et al. 1985;van Someren 2000). Varios estudios apoyan la alteración del ritmo de temperatura central, un indicador fidedigno de la actividad de los NSQ (Mishima et al. 2000)). Hay gran desincronización entre este rirmo y el de actividad corporal con disminución de la amplitud y del descanso nocturno (Satlin et al. 1995). Estas alteraciones de agravan con la progresión de la enfermedad (Mishima et al. 2000).

El fenómeno de agitación vesperal (o «sundowning») es marcado. Existe gran incapacidad para mantener la atención ante estímulos externos, desorganización del pensamiento y palabra y varios trastornos motores tales como agitación, deambulación, conductas repetitivas y disturbios preceptuales y emocionales (Taylor et al. 1997).

Estos fenómenos son prevalentes al caer la tarde y en el comienzo de la noche, y son desencadenados por la medicación excesiva, procesos infecciosos, alteraciones hidroelectrolíticas o factores ambientales. Un despertar parcial de los pacientes en sueño REM puede ser también un factor (Feinberg et al. 1965).

Se han postulado maniobras cronobiológicas como restricciones del sueño, exposición a luz brillante o pautado de estímulos sociales (McGaffigan y Bliwise 1997;Mishima et al. 2000). Sin embargo, con el uso de la luz existe riesgo de lesión retinina en una población que muestra ya importante patología macular (Cai et al. 2000;Beatty et al. 2000;Roberts

2001;Boulton y Dayhaw-Barker 2001;Barron et al. 2001;Hall y Gale 2002). Un desarrollo promisorio reciente es el uso de luz en el espectro del azul, en corcondancia con estudios que señala que esta porción del espectro es usada por el sistema circadiano (Brainard et al. 2001).

Se puede considerar entonces que en la enfermedad de Alzheimer no sólo existen alteraciones corticales sino subcorticales con alteraciones clínicas y demostraciones tanto neuropatológicas como básicas de disminución del número de neuronas del NSQ regulador de los ritmos biológicos. En este Trabajo de tesis se utilizó por primera vez en pacientes con enfermedad de Alzheimer melatonina como tratamiento cronobiológico de las manifestaciones conductuales, en especial las alteraciones del ritmo sueño – vigilia.

Los fenómenos de tipo cognitivo y conductual hasta aquí considerados, determinan un cuadro de deterioro y declinación progresivos, instalándose crecientes limitaciones en las funciones de la vida cotidiana.Este deterioro funcional conforma otra categoría sintomática, vinculada a las progresivas dificultades que enfrentan estos pacientes y sus cuidadores en los desempeños cotidianos.

Los trastornos amnésicos sumados al defecto disejecutivo generan dificultades que se instalan primero en tareas complejas (conducir automóviles, construcciones tridimensionales), pasando por discapacidades para llevar a cabo acciones intermedias (desde rutinas en la preparación de alimentos, actividades laborales intermedias, hacer compras, etc.) hasta llegar a la incapacidad de ejecutar los actos más sencillos de la vida cotidiana (asearse, comer, etc.).

Los aspectos cognitivos, conductuales y cronobiológicos ya descriptos, definen el perfil característico de la enfermedad de Alzheimer, si bien el cuadro clínico se completa con algunas otras manifestaciones.

No se observan alteraciones motoras definidas en los estadios iniciales e intermedios, y recién en periodos avanzados de la evolución clínica pueden agregarse lesiones piramidales (ya sea defectos focales, hiperreflexia, presencia de reflejos patológicos).

El compromiso extrapiramidal asociado es frecuente, observándose en un 30% a 50% de los pacientes. Generalmente se presenta con rigidez y bradicinesia y más raramente con temblor.

La combinación de la enfermedad de Alzheimer con patología extrapiramidal asociada, es uno de los factores de heterogeneidad clínica, y algunos autores también consideran esta variante como pronóstico de declinación cognitiva más acelerada.

En los estadios más avanzados puede presentarse paratonía, observándose actitudes flexoras generalizadas o gatismo en las etapas terminales de la enfermedad.

La motilidad ocular extrínseca esta preservada, y sólo excepcionalmente se verifican alteraciones en el seguimiento ocular o impersistencia de la mirada.

Las alteraciones esfinterianas y la incontinencia se hacen manifiestas recién hacia el fin de la evolución.

1.2.4 Formas Clínicas

Acorde con la edad de comienzo de los síntomas, pueden reconocerse dos formas clínicas, los tipos I y II, presentando cada uno de ellos un perfil genético, evolutivo y pronóstico característico.

La forma clínica tipo I, o de comienzo sintomático tardío, se presenta después de los 65 años de edad, con un curso insidioso y gradual, pudiendo expresarse en forma familiar o esporádica.

Esta variante presenta en el cromosoma 19 el gen que codifica a la apolipoproteína E4, que expresa una susceptibilidad aumentada para desarrollar la enfermedad.

La presencia del alelo E4 es un rasgo que connota mayor riesgo de padecer la enfermedad de Alzheimer, (su presencia en enfermos es tres veces mayor que en controles), pero no condiciona «sine qua non» la expresión de este cuadro e inclusive puede observarse en individuos normales.

La forma tipo II, de comienzo temprano, se expresa clínicamente antes de los 65 años de edad, con un curso clínico más severo y acelerado, y sus relaciones con alteraciones genéticas es más definida.

En esta modalidad de presentación se observaron alteraciones ligadas a los cromosomas 14 y 21, determinando la mayor cantidad de casos familiares al igual que el hallazgo de ciertos grupos cerrados, como es el caso de una colonia de alemanes de la zona del Volga, en los que la transmisión familiar se vincula a anomalías en el cromosoma 1 (Cummings y Benson 1992;Cummings y Khachaturian 1996;Yudofsky y Hales 1997).

1.2.5 Evolución del Cuadro Clinico

Los signos y síntomas ya descriptos, en las esferas cognitiva, conductual y funcional conforman el perfil típico de la enfermedad de Alzheimer, pero estos rasgos no se presentan en forma simultánea, sino que reconocen un patrón evolutivo y una secuencia temporal características, hecho que permite reconocer distintos momentos evolutivos del cuadro clínico (Cummings y Benson 1992;Cummings y Khachaturian 1996;Yudofsky y Hales 1997).

Por otra parte, la característica heterogeneidad clínica del síndrome aporta los diversos matices que hacen que algunos pacientes adopten la forma evolutiva clásica, en tanto que en otros, la instalación de determinados rasgos pueden presentarse en un orden y secuencia atípicos.

Es particularmente importante la descripción del conjunto sindromático inicial, en donde algunos rasgos permiten reconocer o sospechar el comienzo de la afectación cognitiva, cuando aún la enfermedad es oligosintomática y no se expresa en forma franca.

En los casos típicos, el paciente habitualmente no consulta por su propia iniciativa, y concurre a la entrevista médica a instancias de sus familiares o allegados quienes advierten modificaciones en los rendimientos intelectuales, trastornos amnésicos o alteraciones de la personalidad previa.

Los pacientes expresan una tendencia a mirar a su acompañante cada vez que se le formulan preguntas, como si buscaran una reconfirmación del dato a contestar (algunos autores denominan a esta actitud «signo del giro de la cabeza») y pueden mostrarse ansiosos y vacilantes en las respuestas verbales, evidenciando las dificultades iniciales para el hallazgo de la palabra adecuada.

El paciente puede no impresionar enfermo en la entrevista inicial, y tiende a minimizar sus errores o inconsistencias, mostrándose molesto o enojado cuando su familiar le señala fallas cotidianas o explica las dificultades que observa en sus desempeños.

En la anamnesis, los trastornos amnésicos suelen advertirse en el entorno del enfermo desde -por lo menos- seis meses antes de la consulta, especialmente para los recuerdos más recientes, siendo habitual la referencia de que estas alteraciones fueron inicialmente consideradas irrelevantes, aceptadas como normales para la edad, o atribuidas a depresión o sobrecarga psíquica, con la expectativa desde el núcleo familiar de que ocurrirían en forma pasajera.

El examen clínico general suele ser irrelevante, no hay antecedentes recientes de afecciones neurológicas, el paciente generalmente recibe poca o ninguna medicación, y todo ello parece ratificarse con la opinión familiar de que ...»a excepción de la memoria, lo demás esta bien».

En las exploraciones neuropsicológicas de estos primeros encuentros con el paciente, surge una ligera -pero definida- afectación en las pruebas de memoria reciente, algunos trastornos para el hallazgo de palabras, y dificultades ejecutivas y visuoconstructivas incipientes.

Estas alteraciones de los estadios iniciales coexisten con disminución de la iniciativa, opacamiento de los rendimientos laborales, mayor dispersión y distractibilidad crecientes.

Luego de estas anomalías sutiles del período de inicio, la progresión del cuadro clínico permite distinguir tres estadios clásicos, pudiendo estimarse en dos a cuatro años la duración de cada uno de ellos:

El período de demencia leve (estadio I) presenta progresivos trastornos mnésicos, con dificultad para la evocación de eventos recientes y mayor proporción de olvidos de citas y datos. La expresión verbal se hace menos fluida por las dificultades en el hallazgo de palabras y pueden presentarse episodios de desorientación espacial en lugares nuevos o poco frecuentados por los pacientes.

La incapacidad de resolver situaciones nuevas, genera un estado de ansiedad o frustración, con las consecuentes actitudes de enojo o depresión, como conductas más frecuentes. Todos estos rasgos se hacen más ostensibles frente a la presión laboral o socio-familiar.

El estadio de demencia moderada (estadio II) los defectos amnésicos previos se exageran, con la extensión del compromiso no sólo a la memoria episódica, sino también a la memoria semántica, y el mayor deterioro de la memoria secundaria, en tanto que aún esta relativamente indemne la memoria procedural.

El lenguaje verbal se empobrece gradualmente con la aparición de anomias, y la progresiva utilización de parafasias y circunloquios, como se describió al considerar la afectación de las capacidades lingüísticas.

La progresiva desestructuración de la actividad nerviosa superior se completa con la instalación de los fenómenos apráxicos y agnósicos, y las consecuentes dificultades en las actividades de la vida diaria.

Se suma la aparición de trastornos conductuales, como depresión, alteraciones de la sensopercepción y compromiso de la esfera neurovegetativa y su constelación de dificultades alimentarias, del sueño y de la sexualidad, alterándose el estado general. Las dificultades en el control de los síntomas conductuales, sumadas al desinterés por el cuidado personal, suelen definir en este estadio la necesidad de internación del paciente.

En esta etapa pueden instalarse anomalías neurológicas motoras o limitaciones de la motricidad a raíz de la presencia de un síndrome extrapiramidal asociado.

El grado de independencia de estos pacientes va disminuyendo, haciéndose necesaria una mayor supervisión en las actividades cotidianas.

En el estadio III, o demencia severa, se pierden aquellas pocas capacidades remanentes, pasando los pacientes a un estado de dependencia absoluta y postración, con frecuente incontinencia esfinteriana y tendencia flexora, con liberación de los reflejos arcaicos. Los restos de lenguaje verbal se limitan a sonidos guturales que evoluciona hacia el mutismo con afasia global, persistiendo algunas pocas expresiones de comunicación gestual.

La postración y el empeoramiento del estado clínico general predisponen a las infecciones intercurrentes y aceleran el desenlace fatal, generalmente atribuido a neumopatias o complicaciones de lesiones tróficas, generalmente al cabo de 8 a 12 años de evolución desde el inicio de los síntomas (Cummings y Benson 1992;Cummings y Khachaturian 1996;Yudofsky y Hales 1997)

2. ESTUDIOS EXPERIMENTALES

2.1 La Melatonina es Eficaz para Restaurar Respuestas Proliferativas en Tejidos Inmunes de Ratas Envejecidas e Inyectas con Adyuvante de Freund

2.1.1 Fundamentos

El objetivo de este estudio experimental fue analizar en ratas jóvenes y viejas durante la artritis por adyuvante de Freund algunas variaciones circadianas de la respuesta proliferativa de órganos inmunes y de la actividad presináptica simpática y parasimpática y cómo el tratamiento con melatonina las afecta. Para ello se examinaron los ritmos diurnos en actividad ornitina decarboxilasa (ODC) (un parámetro de la división celular), en actividad tirosina hidroxilasa y captación neuronal de norepinefrina (índices de la actividad presináptica simpática) y en síntesis de acetilcolina-^{3}H (indicador de actividad parasimpática) en ganglios linfáticos submaxilares y bazo en ratas jóvenes y viejas durante la artritis. La melatonina fue administrada en dos dosis (10 y 100 ìg/día) durante el curso de la enfermedad.

La inyección de adyuvante micobacteriano de Freund a ratas trae como consecuencia una enfermedad inflamatoria articular que se manifiesta clínicamente entre los dias 12-15 y alcanza un pico máximo el día 21 luego de la inyección. La artritis inducida por adyuvante representa una enfermedad autoinmune mediada por linfocitos-T.

La mayoría de los estudios experimentales sobre artritis inducida por adyuvante no ha prestado atención a la organización de la respuesta inmune de 24 hs. Esto ha ocurrido a pesar de que existe una vasta información que indica que varios indicadores inmunológicos cambian durante el día en animales de experimentación y en seres humanos. Neidhart describió el efecto del adyuvante de Freund sobre los ritmos diarios de proliferación celular en órganos linfáticos primarios (timo y médula ósea) y secundarios (bazo y nódulos linfáticos poplíteos), medida por la actividad de la enzima ODC. Durante el desarrollo de la artritis observó un incremento en la proliferación celular y abolición en la ritmicidad circadiana (excepto por la médula ósea).

Estudios llevados a cabo en el Laboratorio de Neurociencias habían caracterizado ritmos de 24 hs de proliferación celular en ganglios linfáticos submaxilares y bazo que se inhibían a los 3 días luego de la inyección del adyuvante de Freund por una denervación autonómica local o por pinealectomía y que eran estimulados por el tratamiento con melatonina (Cardinali et al. 1996a;Cardinali et al. 1997a). Teniendo en cuenta que, como discutimos en la Introducción de este Trabajo de Tesis, el envejecimiento está caracterizado por cambios en los ritmos circadianos, siendo el más evidente la atenuación de la amplitud diseñamos el presente estudio con el fin de obtener información sobre la ritmicidad circadiana de la proliferación celular en ganglios linfáticos submaxilares y bazo de ratas añosas durante el proceso inflamatorio desencadenado inmunológicamente por la inyección de adyuvante de Freund. Específicamente buscamos examinar si la melatonina tiene la capacidad de modificar los ritmos de 24 hs de actividad de ODC en ganglios linfáticos y bazo, y de los marcadores presinápticos adrenérgicos y colinérgicos de estos tejidos inmunes, durante el desarrollo de la artritis y el envejecimiento.

2.1.2 Materiales y Métodos

Los experimentos se llevaron a cabo en ratas macho Sprague Dawley de dos edades, jóvenes (de 50 días) y viejos (de 18 meses). Las ratas se mantuvieron bajo luz entre las 6 y las 18hs. Los animales tuvieron acceso libre a la comida y bebida.

Grupos de 6-8 ratas fueron estudiados antes o a diferentes intervalos de tiempo luego de la inyección s.c. (en la base de la cola) de adyuvante completo de Freund, 0.5 mg a las 11hs del día 0 o su vehículo. Luego de las inyecciones intradérmicas de la adyuvante de Freund, la artritis comienza a desarrollarse en el día 12 y alcanza su máxima severidad el día 21, permaneciendo en ese nivel durante más de un mes. En los experimentos en que se evaluó el efecto de la melatonina, las ratas recibieron inyecciones diarias de melatonina (10 y 100 ìg s.c. a las 1700 hs desde el día 1 al 17).

Grupos de ratas fueron sacrificadas por dislocación cervical previo al experimento (día -1) o a distintos días post-tratamiento, en 7 momentos diferentes, 6 a lo largo de un ciclo de 24hs. (a las 9, 13, 17, 21, 1 o 5 hs) y un adicional a las 9hs. del día siguiente. La glándula pineal, ganglios linfáticos submaxilares y bazo fueron disecados, pesados y mantenidos a 20°.

La evaluación clínica de la artritis se realizó mediante pletismografía. Las extremidades traseras de los animales fueron sumergidas en un baño pletismográfico (Ugo Basile, Milán) al nivel del maléolo lateral. Se efectuaron 5 registros por extremidad, expresándose los resultados como volumen de la extremidad (ml).

La actividad ODC fue determinada en homogenatos como se describió previamente utilizando L-(1- ^{14}C) ornitina HCl (1 ìCi/tubo) (Cardinali et al. 1996b). Los resultados se expresaron como pmol de $^{14}CO_2$ liberado/mg de proteína/30 min. La reacción fue completamente inhibida por el agregado de 0.25 mM de ornitina difluorometilo. Se emplearon blancos, incluyendo controles de 0 hora y sobrenadantes calentados. La actividad enzimática fue linear con respecto al tiempo de incubación y la concentración de enzimas.

La actividad tirosina hidroxilasa fue determinada como se describe en detalle previamente por la producción de L-dihidroxifenilalanina (DOPA) en presencia de un inhibidor de la DOPA-descarboxilasa (Cardinali et al. 1996b). Se utilizó un sistema de cromatografía de alta presión (HPLC) de fase reversa LC-40 con detección electroquímica. El detector electroquímico utilizado fue un controlador amperométrico LC-3 y un electrodo de carbono de vidrio TL-8. El voltaje aplicado fue +0.7 V. La actividad tirosina hidroxilasa se calculó luego de la sustracción de la L-DOPA producida en incubaciones libres de enzimas y fue expresada como pmol de DOPA producida/mg proteína/ min. La acumulación de DOPA fue proporcional a la concentración de tejido y fue linear hasta 45 min.

La conversión de ^{3}H-colina en ^{3}H-acetilcolina se evaluó en ganglios linfáticos submaxilares (Cardinali et al. 1996b). Se utilizó colina quinasa con objeto de que fosforilar la colina remanente a fosforil colina, extrayendose la acetilcolina en la fase orgánica del líquido centellador. Más del 80% de la radioactividad encontrada tenía la movilidad cromatográfica de la acetilcolina auténtica en el sistema cromatográfico de capa delgada butanol: etanol: ácido acético: agua (8:2:1:3 por vol.). La síntesis de ^{3}H-acetilcolina fue expresada como pmol de/mg proteína/ 10 min.

El contenido de melatonina de la glándula pineal fue determinado por HPLC y detección electroquímica, de acuerdo a la metodología previamente descrita.

El análisis estadístico de los resultados se llevó a cabo empleando un análisis de varianza (ANOVA) factorial, o por ANOVA de una sola vía, seguido de la prueba de comparación múltiple de Tukey Kramer o un test de t de Student.

2.1.3 Resultados

Luego de la inyección adyuvante, signos de artritis clínica se manifestaron entre los días 11 y 15. Estos signos incluyeron la inflamación de las extremidades traseras, principalmente en las articulaciones de los tobillos (Fig. 3.1). En ratas jóvenes la dosis mayor de melatonina aumentó la inflamación en comparación con las ratas que sólo recibieron adyuvante de Freund. En ratas viejas la hiporreactividad ante el adyuvante de Freund se recupera con la inyección de 10 o 100 ìg/día de melatonina.

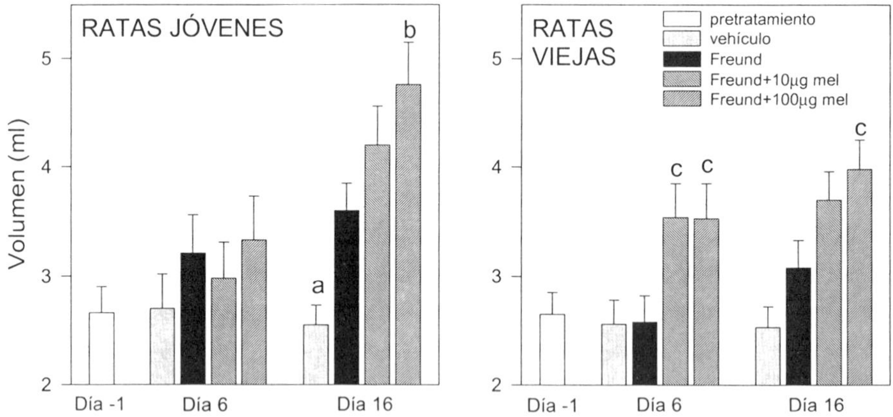

Fig. 3.1. Inflamación de las patas traseras evaluada por pletismografía el día -1, 6 y 16 durante el desarrollo de la artritis. Se muestra el volumen en ml (medias + S.E.M., n=15 ratas/grupo). (a) p< 0,05 vs. los otros grupos. (b) comparado con los valores del día 1. (b) p< 0,05 vs. ratas inyectadas sólo con adyuvante de Freund. (c) p< 0,05 vs. ratas que recibieron vehículo o adyuvante exclusivamente, ANOVA de una vía.

La Fig. 3.2 muestra los cambios en la concentración de melatonina de la glándula pineal a distintos tiempos de la inyección de adyuvante de Freund en ratas jóvenes y viejas. Como puede apreciarse, el desarrollo de la artritis se acompaña de una progresiva disminución de la melatonina pineal, más marcado en ratas envejecidas. En la Fig. 3.3 se muestra el efecto de la melatonina sobre la actividad ODC de ganglios linfáticos submaxilares de ratas jóvenes y viejas durante el desarrollo de la artritis inducida por la adyuvante de Freund. La actividad ODC determinada a los 18 días de la administración de adyuvante mostró variaciones significativas de 24 hs con una actividad máxima durante el día. En ratas viejas mostraron menores valores de actividad enzimática que las ratas jóvenes cuando se analizaron como factor principal en un ANOVA factorial ($p<0.001$). La administración de ambas dosis de melatonina aumentó la actividad ODC de ganglios linfáticos en particular en ratas envejecidas.

Los cambios en la actividad ODC esplénica luego del tratamiento con melatonina en ambos grupos de ratas a los 18 días de la artritis inducida por el adyuvante de Freund se muestran en la fig. 3.4. Como en el caso de los ganglios linfáticos submaxilares, la actividad ODC mostró cambios de 24 h importantes con máximos en las primeras horas de la fase de luz. Estos cambios fueron menores en ratas envejecidas. Durante la reacción inmune, la actividad ODC esplénica aumentó significativamente en las dos edades estudiadas, con menores respuestas en ratas viejas. Este efecto fue potenciado por la administración de 10 o 100 ìg de melatonina por día.

Los cambios en la actividad tirosina hidroxilasa de los ganglios linfáticos submaxilares y del bazo durante la artritis se muestran en las Fig. 3.5 y 3.6. La actividad de la tirosina hidroxilasa de ambos tejidos tuvo valores máximos en la primera parte de la noche. La amplitud y media del ritmo fue menor en las ratas viejas, mientras que la inyección de melatonina la aumentó a ambas dosis examinadas.

La Fig. 3.7 muestra las variaciones diurnas, en los ganglios linfáticos submaxilares, de síntesis de ^{3}H-acetilcolina durante la artritis inducida por adyuvante de Freund. El máximo en la síntesis de ^{3}H-acetilcolina se da por la tarde, en conjunción con la acrofase del ritmo de ODC (Fig. 3.3). Como en el caso de otros parámetros la amplitud y media del ritmo fue menor en las ratas viejas, mientras que la inyección de melatonina la aumentó a ambas dosis examinadas.

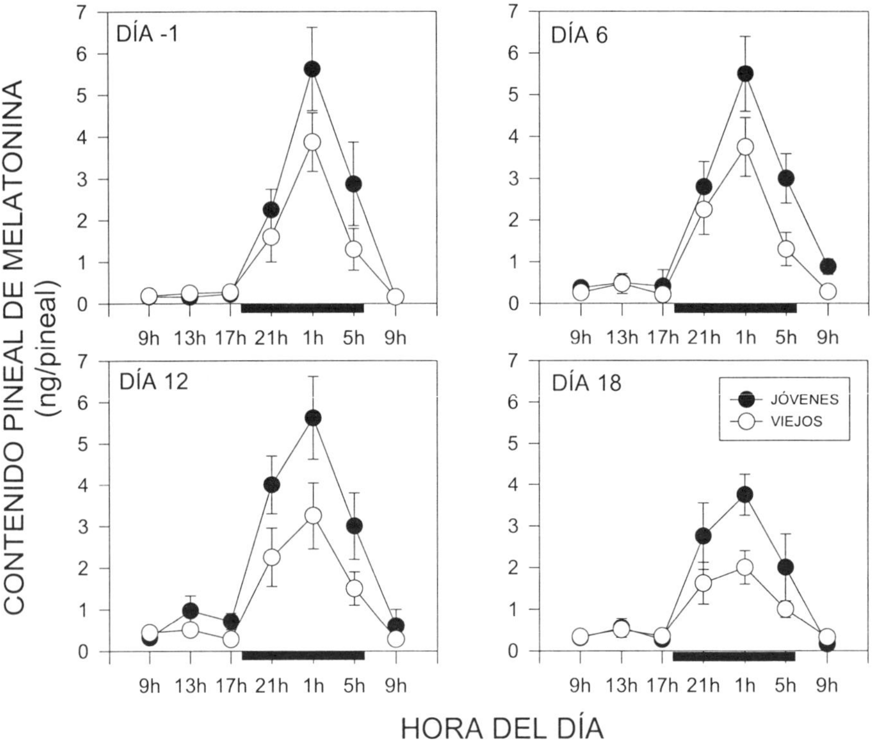

Fig. 3.2. Ritmo diario en el contenido de melatonina en glándula pineal de ratas jóvenes y viejas durante el desarrollo de la artritis. Se muestran las medias + S.E.M., n= 6-8 ratas/grupo El ANOVA factorial indicó efectos de la edad y del tiempo de artritis como factores principales (p< 0,01).

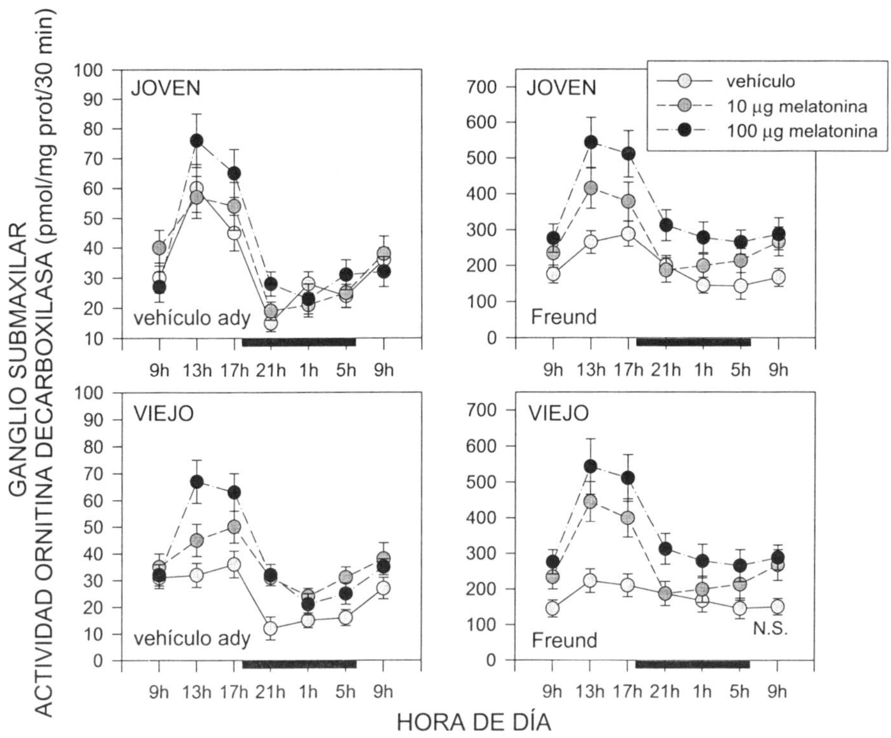

Fig. 3.3. Cambios diarios en la actividad ODC de ganglios linfáticos submaxilares de ratas a los 18 días de la inyección de adyuvante de Freund o su vehículo. Se estudiaron grupos de 6-8 ratas jóvenes (50 días de vida) y viejas (18 meses de vida) que recibieron inyecciones s.c. de melatonina (10 o 100 ìg/día) o su vehículo desde el día 1 al 17. Se muestran las medias ± S.E.M. En un ANOVA factorial las ratas viejas mostraron la actividad ODC más baja en todos los grupos examinados (p< 0,01), efecto revertido por la inyección de melatonina (p< 0,01). N.S.; cambios no significativos en el ANOVA de una vía.

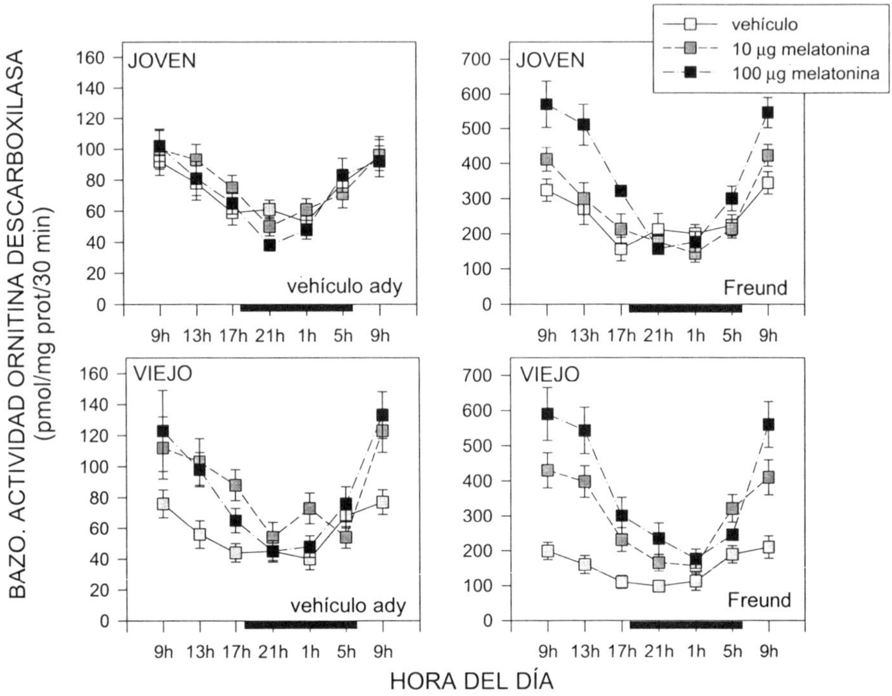

Fig. 3.4. Cambios diarios en la actividad ODC esplénica de ratas a los 18 días de la inyección de adyuvante de Freund o su vehículo. Se estudiaron grupos de 6-8 ratas jóvenes (50 días de vida) y viejas (18 meses de vida) que recibieron inyecciones s.c. de melatonina (10 o 100 ìg/día) o su vehículo desde el día 1 al 17. Se muestran las medias ± S.E.M. En un ANOVA factorial las ratas viejas mostraron la actividad ODC más baja en todos los grupos examinados (p< 0,01), efecto revertido por la inyección de melatonina (p< 0,01).

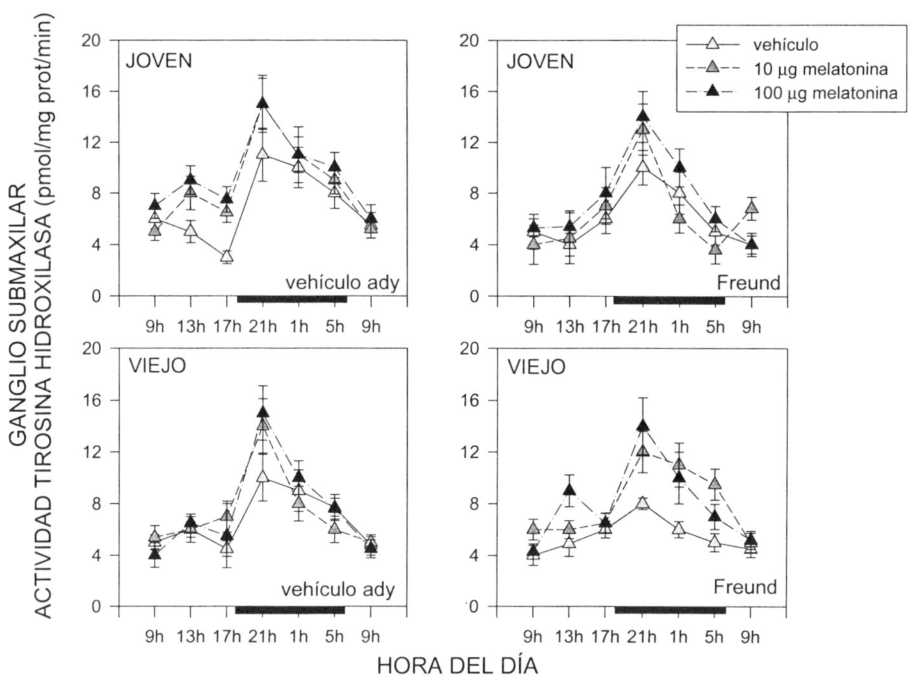

Fig. 3.5. Cambios diarios en la actividad tirosina hidroxilasa de ganglios linfáticos submaxilares de ratas a los 18 días de la inyección de adyuvante de Freund o su vehículo. Se estudiaron grupos de 6-8 ratas jóvenes (50 días de vida) y viejas (18 meses de vida) que recibieron inyecciones s.c. de melatonina (10 o 100 ìg/día) o su vehículo desde el día 1 al 17. Se muestran las medias ± S.E.M. En un ANOVA factorial las ratas viejas inyectadas con adyuvante de Freund mostraron la actividad tirosina hidroxilasa más baja en todos los grupos examinados ($p < 0{,}01$), efecto revertido por la inyección de melatonina ($p < 0{,}01$).

2.1.4 Conclusiones

Este estudio llevado a cabo el día 18 post inyección de adyuvante de Freund y después de 17 días de inyecciones de 10 o 100 mg de melatonina por la tarde, evidencia que el tratamiento con melatonina restituye la respuesta inflamatoria en las ratas viejas (evaluada pletismográficamente) al nivel encontrado en las jóvenes. En las ratas jóvenes se pudo demostrar un efecto significativo promotor de la inflamación con 100 mg de melatonina.

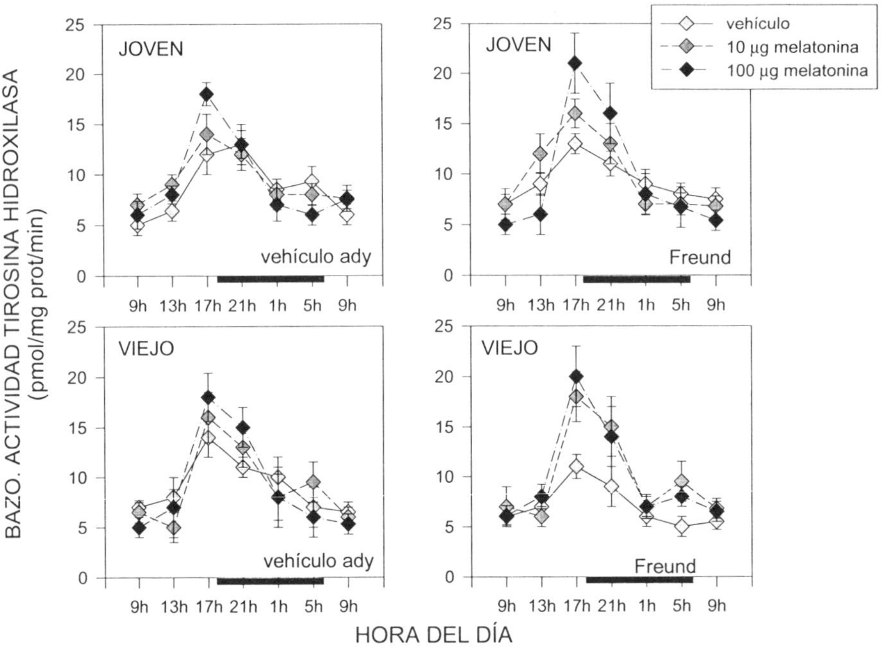

Fig. 3.6. Cambios diarios en la actividad tirosina hidroxilasa esplénica de ratas a los 18 días de la inyección de adyuvante de Freund o su vehículo. Se estudiaron grupos de 6-8 ratas jóvenes (50 días de vida) y viejas (18 meses de vida) que recibieron inyecciones s.c. de melatonina (10 o 100 ìg/ día) o su vehículo desde el día 1 al 17. Se muestran las medias ± S.E.M. En un ANOVA factorial las ratas viejas inyectadas con adyuvante de Freund mostraron la actividad tirosina hidroxilasa más baja en todos los grupos examinados (p< 0,01), efecto revertido por la inyección de melatonina (p< 0,01).

Como consecuencia de la reacción inmune, la actividad de la ODC linfática y esplénica (un índice de proliferación celular) aumentó significativamente. El mesor y la amplitud del ritmo de actividad enzimática fue menor en el grupo de las ratas viejas, mientras que la inyección de melatonina en general aumentó esta amplitud.

El mesor y la amplitud de los ritmos de actividad de la tirosina hidroxilasa (un marcador presináptico adrenérgico) y de la síntesis de ^{3}H-acetilcolina (un marcador presináptico colinérgico) fueron también más bajos en las ratas viejas, efecto contrarrestado por el tratamiento con melatonina.

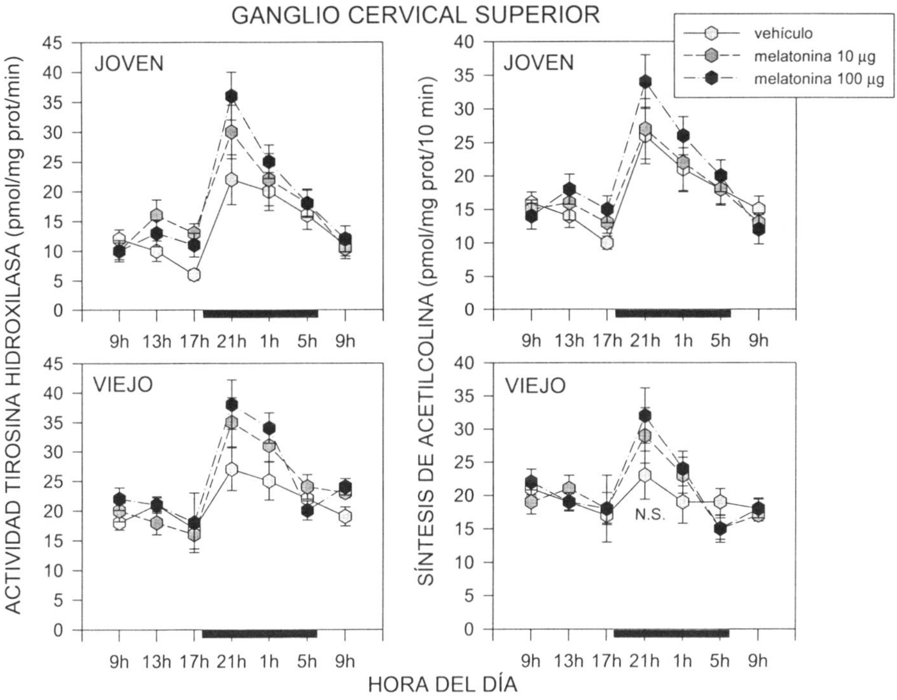

Fig. 3.7. Cambios diarios en la actividad tirosina hidroxilasa y síntesis de acetilcolina en ganglios simpáticos cervicales superiores de rata. Se estudiaron grupos de 6-8 ratas jóvenes (50 días de vida) y viejas (18 meses de vida) que recibieron inyecciones s.c. de melatonina (10 o 100 ìg/día) durante 17 días. Se muestran las medias ± S.E.M. En un ANOVA factorial las ratas viejas de Freund mostraron los valores más bajos en ambos parámetros autonómicos ($p < 0,05$), efecto revertido por la inyección de melatonina ($p < 0,01$). N.S: cambios no significativos en el ANOVA de una vía para el grupo vehículo.

Los resultados también indican que la inflamación se acompaña de una significativa depresión de la síntesis de la hormona pineal durante la artritis inducida por el adyuvante de Freund. En síntesis el decremento en la amplitud de los ritmos circadianos de proliferación de células inmunológicas y actividad autonómica en ganglios linfáticos y bazo en ratas viejas es contrarrestado por el tratamiento con melatonina.

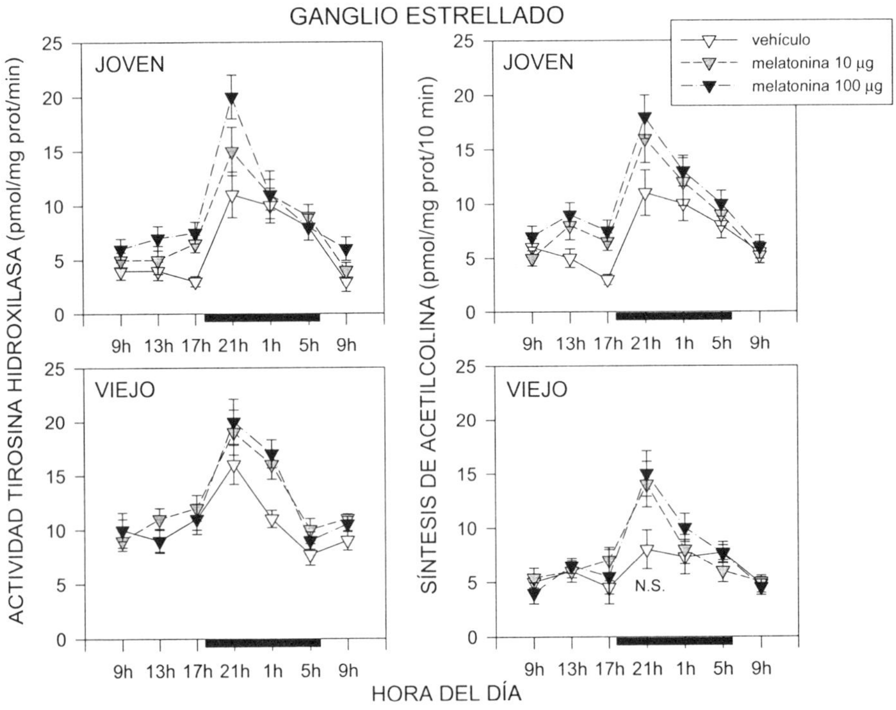

Fig. 3.8. Cambios diarios en la actividad tirosina hidroxilasa y síntesis de acetilcolina en ganglios simpáticos estrellados de rata. Se estudiaron grupos de 6-8 ratas jóvenes (50 días de vida) y viejas (18 meses de vida) que recibieron inyecciones s.c. de melatonina (10 o 100 ìg/día) durante 17 días. Se muestran las medias ± S.E.M. En un ANOVA factorial las ratas viejas de Freund mostraron los valores más bajos en ambos parámetros autonómicos ($p < 0,05$), efecto revertido por la inyección de melatonina ($p < 0,05$). N.S: cambios no significativos en el ANOVA de una vía para el grupo vehículo.

2.2 La Melatonina Aumenta la Actividad Autonómica de Ratas Envejecidas en Distintos Territorios Simpáticos

2.2.1 Fundamentos

Como se analizó en la Introducción de este Trabajo de Tesis existe evidencia experimental considerable que indica que una región del hipotálamo, los NSQ, son el principal marcapasos circadiano mayor (Rusak,1989; el Sumova et al., 1995). La integridad de estos núcleos es necesaria para la generación de ritmos circadianos y para su sincronización con la luz ambiental.

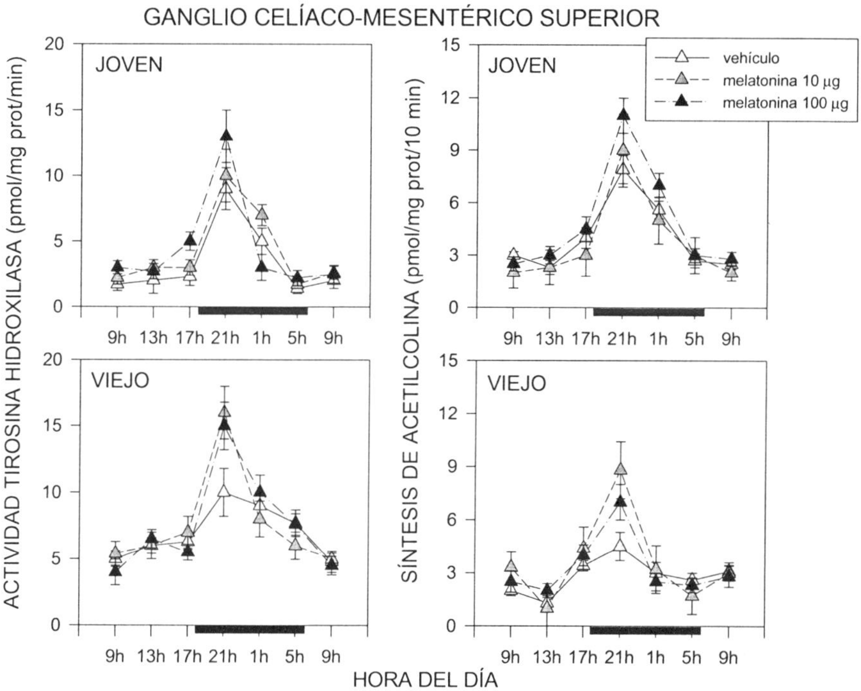

Fig. 3.9. Cambios diarios en la actividad tirosina hidroxilasa y síntesis de acetilcolina en ganglios simpáticos celíacos – mesentéricos superiores de rata. Se estudiaron grupos de 6-8 ratas jóvenes (50 días de vida) y viejas (18 meses de vida) que recibieron inyecciones s.c. de melatonina (10 o 100 ìg/día) durante 17 días. Se muestran las medias ± S.E.M. En un ANOVA factorial las ratas viejas de Freund mostraron los valores más bajos en ambos parámetros autonómicos (p< 0,05), efecto revertido por la inyección de melatonina (p< 0,01).

Una situación en que estos mecanismos se perturban es la vejez. La senescencia se caracteriza por una disminución en la amplitud de ritmos. El sistema nervioso simpático es uno de los canales por los cuales la información de los NSQ se transmite al resto del cuerpo. El objetivo de estos experimentos fue evaluar hasta qué punto los ritmos de 24 hs en función autonómica en territorios simpáticos seleccionados se alteran en ratas envejecidas y cómo la administración de melatonina los modifica.

Se evaluó la síntesis de los neurotransmisores norepinefrina y acetilcolina a lo largo del día en los siguientes ganglios autonómicos: cervical, estrellado, mesentérico superior-celíaco e hipogástrico, en la médula suprarrenal y en el corazón de ratas jóvenes y viejas inyectadas o no con melatonina

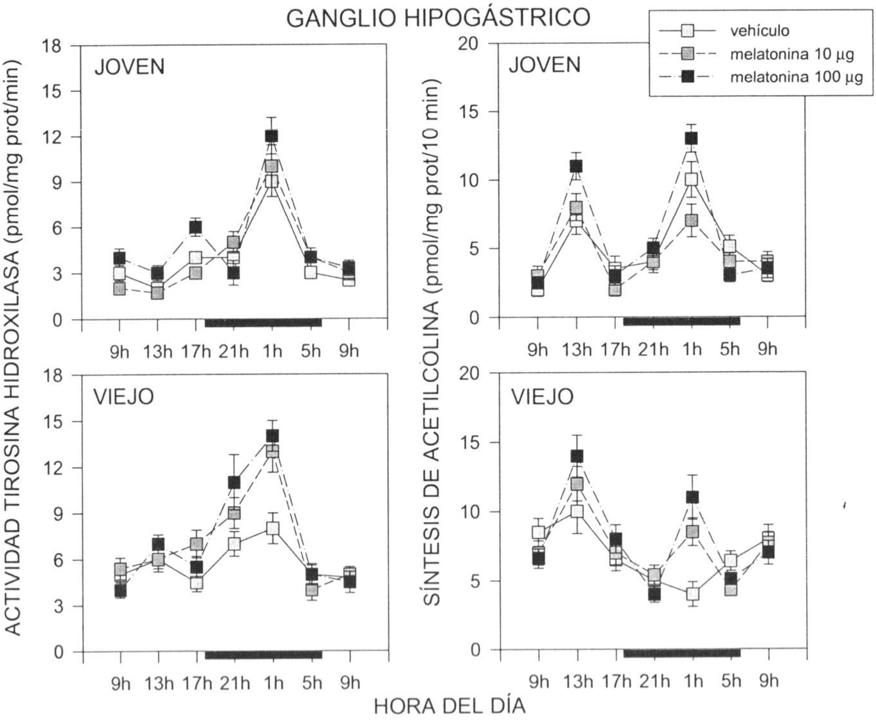

Fig. 3.10. Cambios diarios en la actividad tirosina hidroxilasa y síntesis de acetilcolina en ganglios hipogástricos de rata. Se estudiaron grupos de 6-8 ratas jóvenes (50 días de vida) y viejas (18 meses de vida) que recibieron

inyecciones s.c. de melatonina (10 o 100 ìg/día) durante 17 días. Se muestran las medias ± S.E.M. En un ANOVA factorial las ratas viejas de Freund mostraron los valores más bajos en ambos parámetros autonómicos (p< 0,05), efecto revertido por la inyección de melatonina (p< 0,05).

2.2.2 Materiales y Métodos

Los experimentos se llevaron a cabo en ratas macho Sprague Dawley de dos edades, jóvenes (de 50 días) y viejas (de 18 meses). Las ratas se mantuvieron bajo luz entre las 6 y las 18hs. Los animales tuvieron acceso libre a la comida y bebida.

Grupos de 6-8 ratas recibieron inyecciones diarias de 10 o 100 ìg de melatonin en 0.1 ml de vehículo (10% etanol en salina) o vehículo 1 h antes de apagar la luz (1700 hs) durante 17 días.

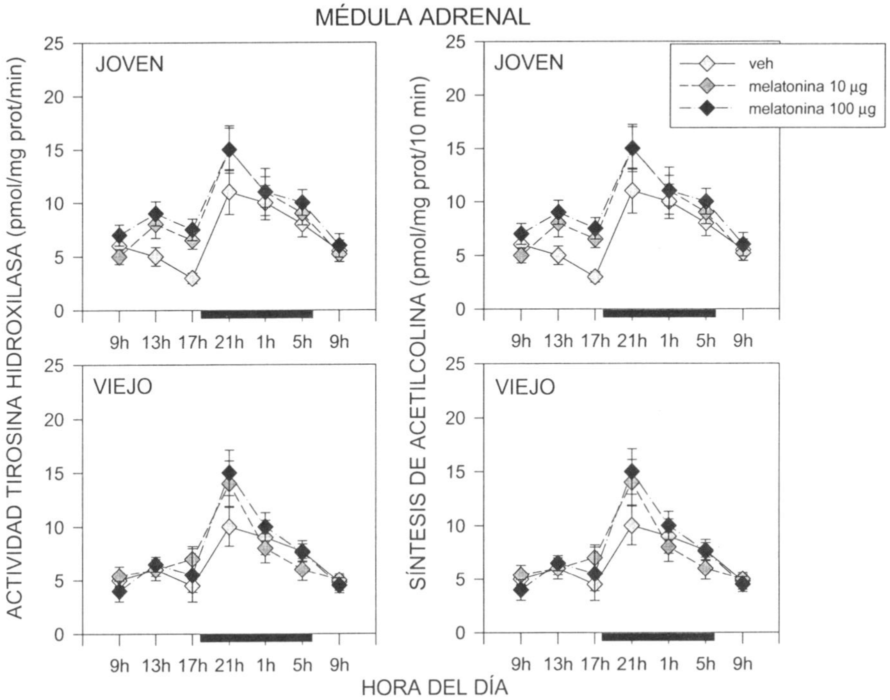

Fig. 3.11. Cambios diarios en la actividad tirosina hidroxilasa y síntesis de acetilcolina de médula suprarrenal de rata. Se estudiaron grupos de 6-8

ratas jóvenes (50 días de vida) y viejas (18 meses de vida) que recibieron inyecciones s.c. de melatonina (10 o 100 ìg/día) durante 17 días. Se muestran las medias ± S.E.M. En un ANOVA factorial las ratas viejas de Freund mostraron los valores más bajos en ambos parámetros autonómicos ($p < 0,05$), efecto revertido por la inyección de melatonina ($p < 0,05$).

En el día 18, las ratas se sacrificaron por dislocación cervical en 7 momentos diferentes, seis a lo largo de un ciclo de 24 hs (0900, 1300, 1700, 2100, 0100 o 0500 h) y uno en el día siguiente a las 0900 hs.

Se disecaron los ganglios cervicales superiores, estrellados, mesentérico superior - celíaco e hipogástrico, la médula suprarrenal y aurículas cardiacas que se pesaron y mantuvieron a -20 C hasta el ensayo. Se evaluaron la actividad tirosina hidroxilasa y la conversión de ^{3}H-colina en ^{3}H-acetilcolina como se describe en el experimento 3.1.

El análisis estadístico de los resultados se llevó a cabo empleando un análisis de varianza (ANOVA) factorial, o por ANOVA de una sola vía, seguido de la prueba de comparación múltiple de Tukey Kramer o un test de t de Student.

2.2.3 Resultados

Las Fig. 3.7 a 3.9 muestran los ritmos de 24 h en actividad tirosina hidroxilasa y síntesis de ^{3}H-acetilcolina en ganglios autonómicos cervicales (ganglios cervical superior y estrellado) y ganglios mesentéricos superiores-celíacos en ratas jóvenes y viejas inyectadas con melatonina o vehículo. Ambos parámetros llegan a su actividad máxima por la noche en los tres ganglios examinados. Las amplitudes alcanzadas en ratas viejas fueron significativamente menores. En las ratas jóvenes, el tratamiento con melatonina en dosis de 100 ìg aumentó la amplitud de los ritmos. En las ratas viejas, ambas dosis del melatonina fueron eficaces para aumentar la amplitud de los ritmos en los parámetros autonómicos.

La Fig. 3.10 muestra los cambios diarios en síntesis de norepinefrina y acetilcolina en ganglios hipogástricos de los mismos grupos de animales. Las modificaciones observadas en tirosina hidroxilasa causadas por la edad y administración de melatonina fueron semejantes en forma general a lo hallado en los otros componentes de la cadena paravertebral. En cambio la síntesis de ^{3}H-acetilcolina presentó dos máximos diarios, en los periodos de luz y oscuridad. Sólo este último decayó en animales envejecidos, efecto revertido por la administración de melatonina (Fig. 3.10).

En las Fig. 3.11 y 3.12 se representan las modificaciones diarias en síntesis de norepinefrina y acetilcolina de la médula suprarrenal y aurícula cardiaca en ratas viejas y jóvenes y el efecto de la melatonina en las dos dosis examinadas. En forma general los resultados coinciden con lo observado en los ganglios simpáticos, con disminución de la amplitud de los ritmos en ratas viejas y la reversión del efecto por la administración de melatonina. El efecto predominante es en la síntesis de norepinefrina, más que en la de acetilcolina.

2.2.4 Conclusiones

Estos resultados son compatibles con un cambio dependiente de la edad en la amplitud y media de los ritmos de 24 hs de la actividad del SNA, evaluada en ganglios a distintos niveles de la cadena paravertebral. Las acrofases en cambio no se modificaron.

En los ganglios simpáticos, la actividad tirosina hidroxilasa se ubica principalmente en los cuerpos de las neuronas postganglionares, mientras que la síntesis de acetilcolina es indicativa predominantemente de la actividad preganglionar González el Burgos et al., 1994) y en parte de la actividad de las neuronas sudomotoras en territorios como el del ganglio estrellado. Es interesante que en el ganglio hipogástrico (el principal pelviano) que es un ganglio mixto simpático-parasimpático se observen dos máximos diarios en síntesis de acetilcolina. Puede suponerse que el máximo de la fase de reposo (luz) es predominantemente parasimpático, mientras que el de la fase de la actividad (oscuridad) es simpático. Los datos en aurícula indican que es el sistema simpático el afectado primariamente, más que el parasimpático, por la edad.

Como en el experimento anterior, la administración de melatonina en particular la dosis de 100 ìg/día, restaura la amplitud amortiguada de los ritmos observada en este estudio. En conjunto, los resultados de los experimentos básicos acá resumidos apoyan la hipótesis que la melatonina es útil para recuperar la amplitud perdida de ritmos circadianos en el envejecimiento. Los estudios clínicos que siguen dan aval a esta conclusión.

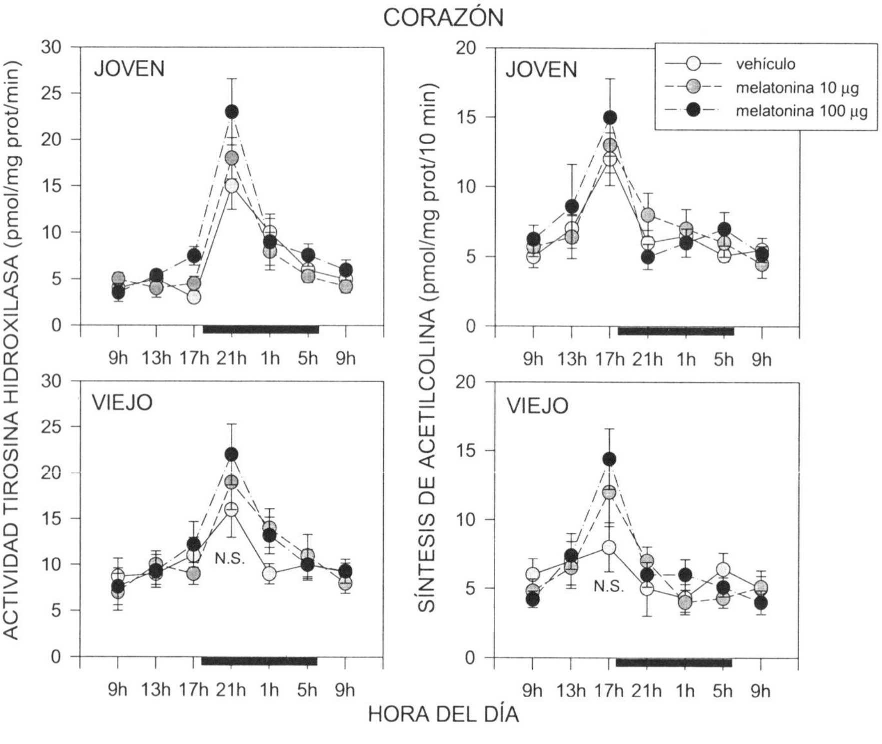

Fig. 3.12. Cambios diarios en la actividad tirosina hidroxilasa y síntesis de acetilcolina en aurícula cardiaca de rata. Se estudiaron grupos de 6-8 ratas jóvenes (50 días de vida) y viejas (18 meses de vida) que recibieron inyecciones s.c. de melatonina (10 o 100 ìg/día) durante 17 días. Se muestran las medias ± S.E.M. En un ANOVA factorial las ratas viejas de Freund mostraron los valores más bajos en ambos parámetros autonómicos ($p < 0,05$), efecto revertido por la inyección de melatonina ($p < 0,01$). N.S: cambios no significativos en el ANOVA de una vía para el grupo vehículo.

3 ESTUDIOS CLINICOS

En trabajos previos de este laboratorio se ha tenido la oportunidad de estudiar el efecto de la melatonina con metodologías de laboratorio de sueño en pacientes ancianos con insomnio primario crónico (Monti et al. 1999). El efecto observado, en un esquema placebo - melatonina - placebo, fue el aumento significativo del sueño lento, sin acción importante sobre el sueño REM . Esto abre la posibilidad de recuperación por medio de la melatonina de un tipo de sueño relevante para numerosos procesos reparativos y anabólicos, con liberación de somatotrofina. Tal aplicación terapéutica de la melatonina ha sido postulada en distintas poblaciones de pacientes añosos (Haimov et al. 1995;Garfinkel et al. 1995;Haimov y Lavie 1995;Dagan et al. 1997;Garfinkel et al. 1997).

3.1. Correlación de los Niveles de 6-Sulfatoximelatonina Urinaria con la Edad y Calidad de Sueño

3.1.1 Fundamentos

La producción diaria de melatonina puede clínicamente evaluarse por la excreción urinaria del metabolito 6 hidroxilado y sulfatado producido en el hígado. Este proceso es relativamente refractario a alteraciones hepáticas y el clearance del metabolito por orina permanece inmodificado aun en situaciones de insuficiencia renal moderada (Arendt 2003).

Como existe controversia sobre el grado de correlación de el metabolito urinario de la melatonina y la calidad de sueño o acerca de su alteración en pacientes insomnes se realizaron los estudios que siguen.

3.1.2 Métodos

El primer estudio consistió en dos partes. En una primera parte se analizó la vinculación entre calidad de sueño, evaluada a través de agendas de sueño, y la excreción urinaria del metabolito de la melatonina 6-sulfatoximelatonina. Se incluyeron 31 mujeres postmenopáusicas, intervalo de edad entre 57 y 76 años, y 35 hombres, intervalo de edad entre 54 y 77 años. En ellos se correlacionó la excreción del principal metabolito de la melatonina en orina con la calidad del sueño.

Con objeto de evaluar en individuos normales de diversas edades la correlación de la producción de melatonina con la edad, evaluamos todos los estudios realizados desde 1996 hasta fines del 2002 en este Laboratorio.

En una segunda parte se incluyeron 35 pacientes ambulatorios de ambos sexos de 60 o más años de edad, que padecían trastornos primarios del sueño de por lo menos tres meses de evolución. el trastorno del sueño fue definido como una dificultad para conciliar o mantener el sueño, sensación de sueño poco reparador, o trastornos de la alerta diurna (estado de vigilia no satisfactorio).

Se consideró con insomnio si, en la entrevista con el paciente o su cuidador, por lo menos uno de lo siguientes criterios fue identificado como ocurridos cotidianamente en los últimos 30 días: 1) latencia del sueño mayor de 30 minutos, 2) más de tres episodios de interrupción del sueño mayor de cinco minutos, o 3) eficiencia del sueño (tiempo de sueño/ tiempo acostado x 100) menor del 85%.

Se excluyeron los pacientes que padecían alguna enfermedad orgánica severa o grave, cardiovascular, pulmonar, gastrointestinal, renal, endocrinológico, hepático, neoplásico y/o inmunológico. En el caso de aquellos pacientes ambulatorios que no podían valerse por sí mismos, se les asignó un cuidador adecuado para que lo pudiese asistir en sus actividades diarias, en la toma de la medicación y en el llenado de la agenda del sueño.

Los pacientes recogieron una muestra de orina para la determinación de 6-sulfatoximelatonina previa a la administración de melatonina p.o. los pacientes fueron instruidos a tomar una cápsula de 3 mg de melatonina, 1 hora antes de su hora habitual de acostarse durante 21 días. Todos los días por la mañana debían llenar un cuestionario de autoevaluación de las características del sueño y de su estado al despertar.

Agenda de Sueño: Esta autoevaluación consistió en 11 preguntas:

- Horario en que intentó dormirse.
- Si tomó o no la medicación.
- Cuanto tiempo tardó en dormirse con respecto a cuando no tomaba la cápsula.
- Si se despertó por la noche, y cuantas veces.
- Su calidad de sueño evaluada sobre una escala análoga visual de 0 (muy malo) a 10 (muy bueno)

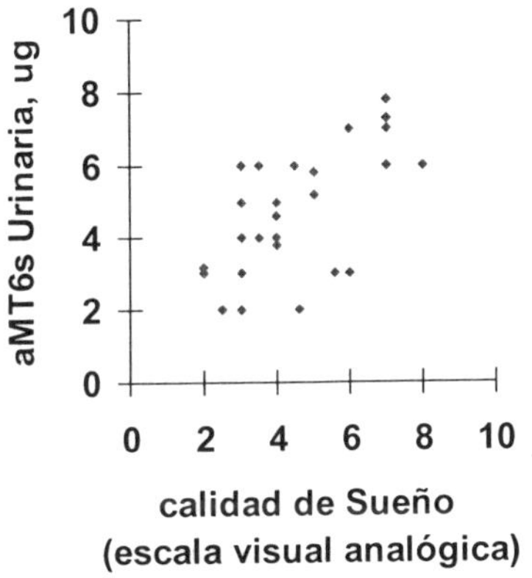

31 mujeres postmenopáusicas, intervalo de edad:57-76 años

r de Spearman= 0.61
p= 0.0003

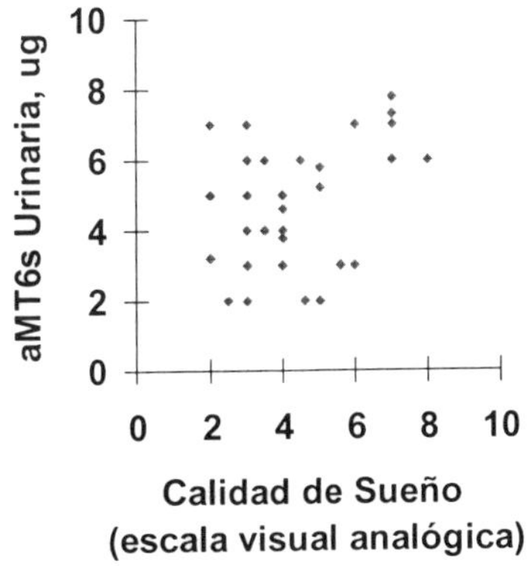

35 hombres, intervalo de edad:54-77 años

r de Spearman= 0.23
p= 0.17. NS

Figura 4.1: Excreción urinaria de 6-sulfatoximelatonina (6-sulfatoximelatonina) vs. calidad de sueño

- Comparación de la calidad del sueño con respecto a la noche anterior.
- Hora en que se despertó.
- Si se despertó solo o lo despertaron.
- Como se sintió al despertarse, evaluado en una escala análoga visual de 0 (muy cansado) a 10 (totalmente descansado).
- Si tuvo somnolencia durante el día.
- Como se sintió durante el día en su capacidad de trabajo y sensación de bienestar evaluado en una escala análoga visual de 0 (muy mal) a 10 (muy bien).

La cantidad total de horas de sueño se calculó como el período entre el momento en que trató de dormirse y la hora en que se despertó.

PRODUCCIÓN DIARIA DE MELATONINA EN SUJETOS NORMALES

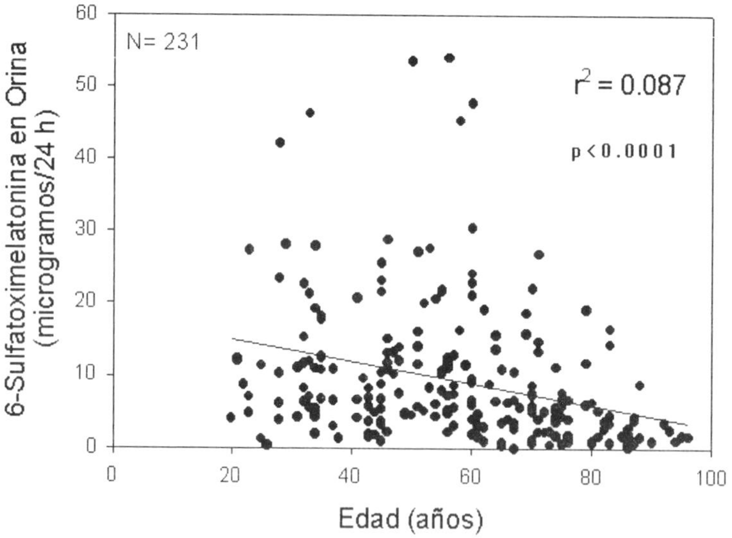

Fig. 4.2 Correlación de la excreción urinaria de 6-sulfatoximelatonina con la edad en 231 individuos normales.

Determinación de 6-sulfatoximelatonina: La determinación de 6-sufatoximelatonina urinaria tiene 2 utilidades en este tipo de pacientes insomnes. 1. Permite conocer la producción hormonal en 24 horas, en un 95% limitada al período transcurrido entre las 1800 h del día previo hasta la primera orina de la mañana (este valor es de utilidad en circunstancias en que la secreción disminuye, como en la vejez o en enfermedades psiquiátricas); 2. Permite conocer la fase del ritmo circadiano, de la cual el momento en que se produce la elevación nocturna de 6- sulfatoximelatonina urinaria en individuos mantenidos bajo iluminación tenue (dim light melatonin onset) es un marcador preciso. La 6-sulfatoximelatonina es estable a 4° C durante 1 semana y a -20° C durante 3 meses.

Las instrucciones para su recolección fueron las siguientes: «Recolecte toda la orina entre las 6 de la tarde y las 8 de la mañana del día siguiente, en el recipiente que se le entrega y manténgala tapada en la heladera (no congelar). Finalizada la recolección, llevar la muestra al laboratorio inmediatamente (debe medirse el volumen y congelarse 2 muestras de 10 ml a -20°C por lo menos tan pronto arribe)». La 6-sulfatoximelatonina fue medida por un radioinmunoensayo específico; los coeficientes de variación intra- e interensayo fueron de 6-8 %.

Análisis estadístico: En todos los casos se utilizaron pruebas estadísticas no paramétricas, que no asumen distribución normal de la población.

3.1.3 Resultados

Correlación entre calidad de sueño y excreción de 6-sulfatoximelatonina urinaria en un grupo de pacientes de consulta médica general: En la Fig. 4.1 se grafican los valores del metabolito urinario de la melatonina en función de la evaluación subjetiva del sueño en una población de 31 mujeres postmenopáusicas (57 - 76 años de edad) y 35 hombres (54 - 77 años de edad). Mediante el procedimiento de correlación de rangos de Spearman pudo verificarse una correlación significativa entre calidad de sueño y 6-sulfatoximelatonina excretada en el grupo de mujeres solamente.

En la Fig. 4.2 se muestra la correlación negativa con la edad de la excreción de 6 sulfatoximelatonina en 231 individuos normales examinados en el periodo 1996-2002.

Análisis del efecto del tratamiento con melatonina por periodos cortos en un grupo de pacientes añosos con insomnio. Características de los pacientes al inicio del estudio: De los 35 pacientes, 24 eran mujeres y 11 eran varones. La edad promedio fue de 73,4 ± 11,3 años con un rango de 60 a 94. El 82,8% de los pacientes tomaba o había tomado hipnóticos, tranquilizantes o antidepresivos para mejorar el sueño.

Los pacientes manifestaron en la entrevista inicial que dormían en promedio 5,75 ± 1,4 horas diarias y que tenían un promedio de 3,1 ± 1,8 despertares nocturnos.

El «score» de su calidad de sueño habitual fue de 3,96 ± 2,9 y el de ánimo diurno (capacidad de trabajo y sensación de bienestar) fue de 3,60 ± 2,6.

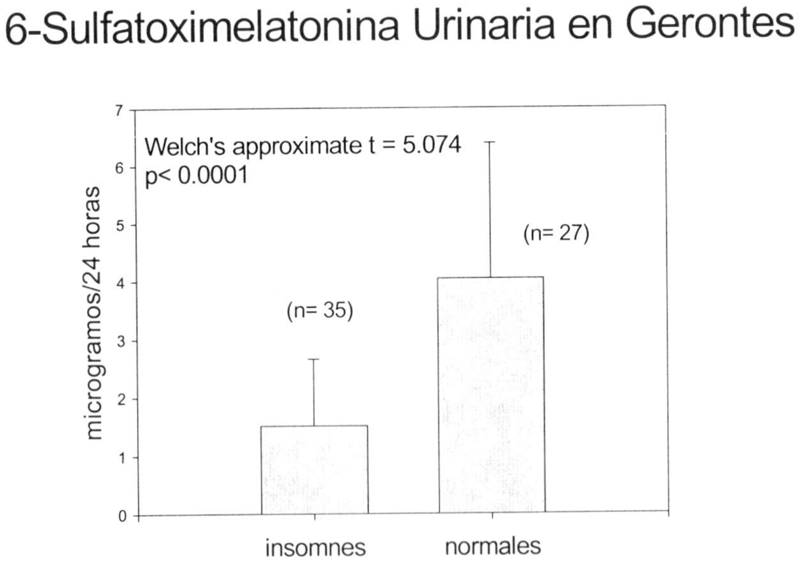

Fig. 4.3. Excreción urinaria de 6 sulfatoximelatonina en una población de pacientes insomnes vs. sanos.

En la Fig. 4.3 se grafican los resultados de excreción de 6-sulfatoximelatonina urinaria antes de comenzar el tratamiento en esta población de pacientes y en vnculación con una muestra de la población general apareada por sexo y edad. Los niveles de excreción del principal metabolito de la melatonina son significativamente menores en los pacientes con insomnio.

En la Fig. 4.4 se resumen los datos de la segunda parte de este estudio. En relación con las horas de sueño, se observó un incremento en más de una hora en la duración que se hizo significativa a partir del día 11 de la toma de la medicación.

Se observó también una reducción significativa en el número de despertares nocturnos, desde más de dos al comienzo del estudio a casi ninguno a los 21 días de tomar la melatonina. La mejoría comenzó a ser significativa a la semana de tomar la medicación (Fig 4.4).

Con respecto a la calidad del sueño, se observó una progresiva y significativa mejoría en el «score» que se hizo significativa a partir de la semana de tomar la medicación. El «score» mejoró en un 60% con respecto

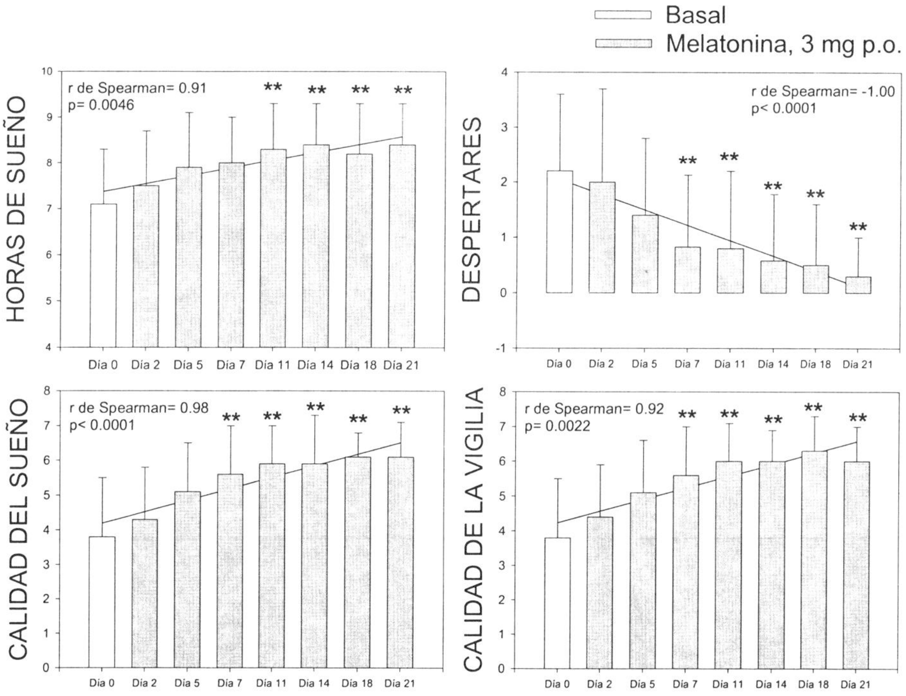

Figura 4.4: Efecto del tratamiento con melatonina sobre la calidad del sueño, evaluada por los pacientes mediante agenda del sueño. Datos del Estudio no. 2.

al basal al cabo de 21 días (Fig. 4.4). En forma similar a lo que ocurrió con la calidad del sueño, la evaluación subjetiva de la capacidad de trabajo y sensación de bienestar diurno indicó una progresiva y significativa mejoría que comenzó a la semana de tomar la melatonina.

El «score» mejoró un 58% con respecto al basal al cabo de 21 días (Fig. 4.4).

3.1.4 Conclusiones

Los cambios reportados en el patrón del sueño en la edad avanzada incluyen el aumento del número y duración de los episodios de despertares, las fases de no soñar disminuyen en número y en duración, la primera fase del sueño REM ocurre más temprano en la noche y la tendencia a quedarse dormido durante el día aumenta. Las quejas de dificultad para conciliar y mantener el sueño y de somnolencia diurna son más frecuentes entre pacientes mayores que entre pacientes de cualquier otro grupo de edad, y las evidencias indican que la disminución de la secreción de melatonina está asociada con trastornos del sueño en personas mayores.

En el presente trabajo, un estudio piloto a corto plazo, fue explorada la acción promotora del sueño de la melatonina (3 mg diarios por vía oral) en un grupo pequeño y heterogéneo de pacientes mayores con insomnio psico-fisiológico. La calidad global del sueño y alerta durante el día fue estudiada por medio de una agenda del sueño completado por los pacientes o sus cuidadores. Los resultados sugieren que la terapia con melatonina es beneficiosa para conciliar y mantener el sueño en pacientes insomnes. La estimación en la función al día siguiente (es decir, alerta en la mañana y durante el día, capacidad de trabajo y sensación de bienestar diurno) también mostró mejoría significativa luego de la terapia con melatonina. Nuestros hallazgos apoyan estudios previos en este sentido (Haimov et al. 1995;Garfinkel et al. 1995;Haimov y Lavie 1995;Dagan et al. 1997;Garfinkel et al. 1997).

La disminución de la secreción de melatonina con la edad es bien conocida (Iguchi et al. 1982;Dori et al. 1994;Mishima et al. 2000;Girotti et al. 2000;Mishima et al. 2001;Luboshitzky et al. 2001). Los niveles de melatonina circulante se correlacionan con la propensión al sueño en individuos normales y con periodos de siestas durante el día en ciegos (Arendt 2003). Se conoce desde antiguo que la administración de melatonina produce fatiga y sueño en humanos, sin efectos colaterales apreciables. En estudios recientes se ha verificado que la melatonina afecta al sueño modificando dos mecanismos distintos: (a) aumenta la propensión al sueño (16) y sincroniza el reloj circadiano (Haimov et al. 1995;Garfinkel et al. 1995;Haimov y Lavie 1995;Dagan et al. 1997;Garfinkel et al. 1997).

Hemos señalado que la concentración nocturna de melatonina se reduce con la edad La disminución de la secreción de melatonina con la edad es bien conocida (Iguchi et al. 1982;Dori et al. 1994;Mishima et al. 2000;Girotti et al. 2000;Mishima et al. 2001;Luboshitzky et al. 2001;Arendt 2003). Ello puede verificarse en los resultados del estudio mostrado en la Fig. 4.3. Asimismo, varias condiciones clínicas anormales (p.ej., neuropatía diabética, insuficiencia autonómica, enfermedad coronaria, accidentes cerebrovasculares, neoplasias) y la administración de fármacos (p.ej., â-bloqueantes, clonidina, ibuprofeno, naloxona, alcohol, BZPs) disminuyen los niveles séricos de melatonina (Cardinali y Pevet 1998). Se han detectado ritmos anormales de melatonina en pacientes con insomnio primario (edad 25-65 años) en comparación con controles apareados por sexo y edad (Garfinkel et al. 1997).

Si la deficiencia de melatonina es causa más que marcador del insomnio, el reemplazo mediante la administración exógena de melatonina debiera ser beneficioso. En jóvenes, ello es dudoso. James et al. comunicaron una mejoría subjetiva pero no objetiva en calidad de sueño en 10 insomnes jóvenes tratados con 1 o 5 mg de melatonina (James et al. 1990). Ellis et al. reportaron falta de efecto de melatonina (5 mg) en la evaluación subjetiva del sueño en 14 pacientes insomnes de edad media (Ellis et al. 1996). En cambio en pacientes añosos, en los que existe demostrable insuficiencia de melatonina endógena, el tratamiento con melatonina demostró tener efecto terapéutico.

Esto fue demostrado en pacientes con insomnio sin otros trastornos del presente trabajo. En general en estos estudios el reemplazo con melatonina durante 1 a 3 semanas indujo un aumento en la calidad y duración del sueño. Una dosis menor de melatonina (0.3 mg) también fue efectiva en pacientes añosos (Zhdanova et al. 1996).

En qué medida este tratamiento puede ser de utilidad en pacientes gerontes con trastornos del sueño asociados con depresión o demencia se investiga en el siguiente punto de este Trabajo de Tesis.

3.2 Comparación del efecto de la melatonina en pacientes mayores con trastornos exclusivos del sueño o acompañados por depresión o demencia

3.2.1 Fundamentos

Este trabajo, estudio piloto a corto plazo, fue diseñado para evaluar la eficacia y tolerancia de la melatonina en el tratamiento de los trastornos del sueño en pacientes mayores con trastornos exclusivos del sueño en comparación con otros que presentaban depresión o demencia.

El insomnio crónico se define como insomnio de por lo menos las últimas 21 noches consecutivas. En pacientes mayores se puede asociar con depresión, condiciones psicofisiológicas (insomnio primario), desórdenes neurológicos (demencia o enfermedad de Parkinson), inadecuada higiene del sueño, o drogadependencia. Sin embargo, la mayor asociación prevalente es con desórdenes psiquiátricos y la segunda más prevalente es el insomnio primario.

Como hemos visto, la melatonina ha demostrado ser un tratamiento promisorio en el tratamiento de los trastornos del sueño en personas mayores. La reversión de los síntomas parece ser posible aumentando los niveles de melatonina con un tiempo apropiado de estimulación lumínica o administrando melatonina exógena. Como hemos visto en el punto anterior, entre personas mayores, incluidos individuos sanos, los trastornos del sueño están frecuentemente asociados con el deterioro de la producción de melatonina.

En el presente estudio comparamos los efectos de 3 mg de melatonina en cápsulas de gelatina por vía oral 30 min antes de acostarse, durante 21 días en pacientes con trastornos exclusivos del sueño, en comparación con otros pacientes con trastornos del sueño asociados con depresión o demencia.

La calidad del sueño y el alerta durante el día fueron evaluados globalmente, por medio de consultas clínicas estructuradas y agendas del sueño completadas por los pacientes (o por quienes los cuidaban en caso de pacientes con demencia).

3.2.2 Métodos

Cuarenta y un pacientes (28 mujeres y 13 hombres), de 65 a 96 años de edad (promedio de edad 74 ± 12 años), fueron incluidos en este estudio. Los pacientes (o sus cuidadores en caso de pacientes con demencia) dieron consentimiento escrito para participar. Se consideró con insomnio si, en la entrevista con el paciente o su cuidador, por lo menos uno de los criterios enunciado en el punto 4.1.2. Los pacientes fueron excluidos del estudio si cumplieron alguno de los siguientes criterios en la entrevista de evaluación: un desorde orgánico; un desorden psiquiátrico fuera de depresión o demencia; historia de desórdenes neurológicos; abuso de alcohol, o adicción a otras drogas, o hábito tabáquico importante (más de 15 cigarrillos por día).

Los pacientes fueron agrupados en 3 grupos: 1) pacientes con trastornos del sueño solamente (n=22); 2) pacientes con trastornos del sueño y síntomas de depresión (n=9); y 3) pacientes con trastornos del sueño y demencia de tipo degenerativa (enfermedad de Alzheimer o demencia senil tipo Alzheimer) o vascular (n=10) (Tabla 4.1). Los pacientes de los últimos grupos fueron institucionalizados.

Los pacientes con depresión se encuentran entre los criterios mayores de depresión (tipo melancólica) del Diagnostic y Statistical Manual of Mental Disorders, Cuarta Edición, y no presentaron otras enfermedades psiquiátricas pasadas o presentes.

Los pacientes o sus cuidadores fueron entrevistados inicialmente por un médico, se les hizo un cuestionario y fueron repartidos según información demográfica, entorno del sueño, número de despertares e información general del sueño.

Los pacientes fueron tratados con 3 mg de melatonina en cápsulas de gelatina administradas por vía oral 30 minutos antes de la hora de acostarse (que fue estimada en la entrevista clínica con el paciente o su cuidador).

No se encontró relación entre el peso corporal del paciente (rango 56 a 94 kg) o el sexo y la respuesta observada a la melatonina.

La evaluación global de la calidad del sueño y alerta durante el día, al igual que los cambios observados luego del tratamiento, se basó en las entrevistas clínicas estructuradas y en las agendas del sueño completados por el paciente o por su cuidador, según se describe en el punto 4.1.2.

En una estimación indirecta de la agitación vespertina, el coeficiente de variación ([SD/media]100) de tiempo acostado se computó en los días 0 a 2 y 19 a 21 del tratamiento.

Se postula que el grado de variación día a día del tiempo acostados difiere en pacientes con y sin demencia y podía dar una evaluación indirecta de la agitación vespertina y sus cambios luego de la administración de melatonina.

En este estudio abierto, los pacientes continuaron recibiendo su medicación habitual, hasta el día 11 del tratamiento, cuando se intentó descontinuar o disminuir la dosis de BZP administrada, sugerido por los hallazgos en el examen clínico del médico a cargo. La medicación concomitante incluía BZP (clonazepan, alprazolan o bromacepan), antidepresivos (clomipramina, amitriptilina, fluoxetina, paroxetina o sertralina) y drogas antipsicóticas atípicas. Ningún paciente recibió melatonina u otro somnífero (prescripto o no) antes del estudio. Las bebidas que contienen cafeína y el alcohol fueron prohibidas durante el estudio.

Los efectos adversos fueron monitorizados a lo largo del estudio. El período posterior al tratamiento no fue monitorizado.

Análisis Estadístico: Los resultados fueron analizados mediante un análisis de variación de mediciones repetidas no paramétricas seguido por el test de Friedman o test de Wilcoxon.

3.2.3 Resultados

La Fig. 4.5 muestra el efecto del tratamiento con melatonina en la calidad del sueño. Empezando en el día 2 y 3 del tratamiento, la melatonina aumentó la evaluación subjetiva de la calidad del sueño en pacientes con trastornos del sueño con o sin síntomas de depresión. El cambio alcanzó significación estadística en los días 9 y 10 del tratamiento ($p<0,05$). Los pacientes con trastornos del sueño y demencia no exhibieron cambios significativos en la calidad del sueño, según la evaluación de sus cuidadores.

El efecto del tratamiento con melatonina en el número de despertares se muestra en la Fig. 4.6. La melatonina disminuyó significativamente el número de interrupciones del sueño en pacientes que presentaban trastornos del sueño solamente y en los que presentaban trastornos del sueño asociados a síntomas de depresión. El cambio fue estadísticamente significativo desde el día 3 hasta el día 21 de tratamiento en pacientes con trastornos del sueño solamente (P < 0,01) y en los días 19 y 20 en pacientes con trastornos del sueño y depresión (P < 0,05). La disminución en el número de despertares durante el tratamiento con melatonina en pacientes con demencia no alcanzó significación estadística.

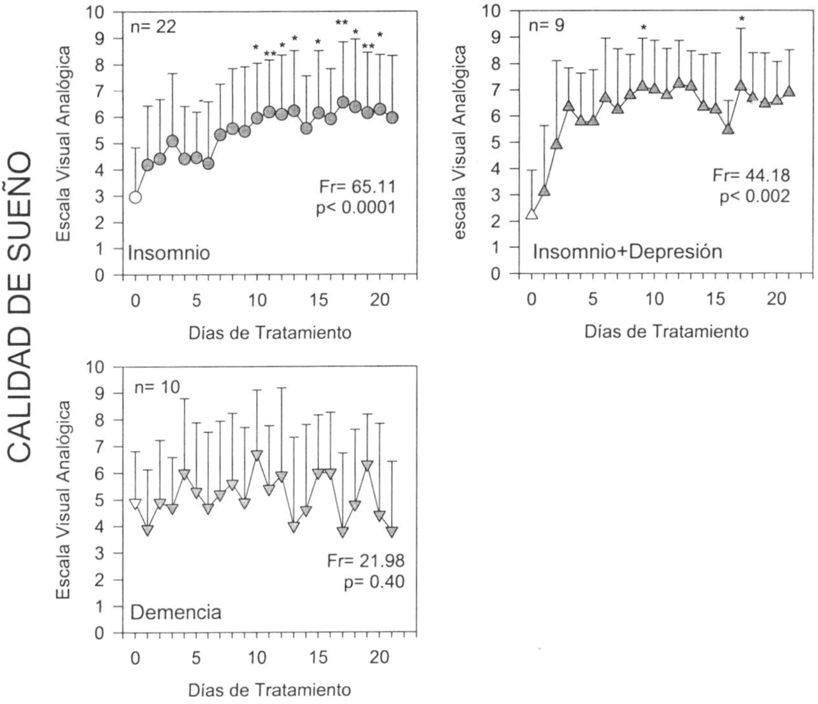

Fig. 4.5. Uso de la melatonina en trastornos del sueño en una población geriátrica. Evaluación de los datos correspondientes a calidad del sueño en agenda de sueño. Se muestran las medias ± D.S. El análisis estadístico corresponde a un ANOVA no paramétrico repetitivo seguido por un test de Friedman (Fr) corregido. (*) p< 0.05, (**) p< 0.01 comparado con el valor pretratamiento.

Las figuras 4.7 y 4.8 muestran las consecuencias del tratamiento con melatonina en la estimación personal de la función al día siguiente (es decir, alerta en la mañana y durante el día). En pacientes con trastornos del sueño solamente, la melatonina aumentó el alerta durante la mañana y durante el día.

Estos cambios alcanzaron significación estadística (P < 0,05) a partir del día 10 y del día 13, respectivamente. Los pacientes con depresión o con demencia no mostraron mejoría significativa del alerta durante la mañana o durante el día con el tratamiento con melatonina.

La Tabla 4.2 resume el efecto del tratamiento con melatonina con el coeficiente de variación del tiempo que el paciente pasa acostado. En una estimación indirecta de la agitación vespertina, el coeficiente de variación se computó en días 0 a 2 y 19 a 21 del tratamiento. En los días 0 a 2, el coeficiente de variación promedió un 58% en pacientes con demencia.

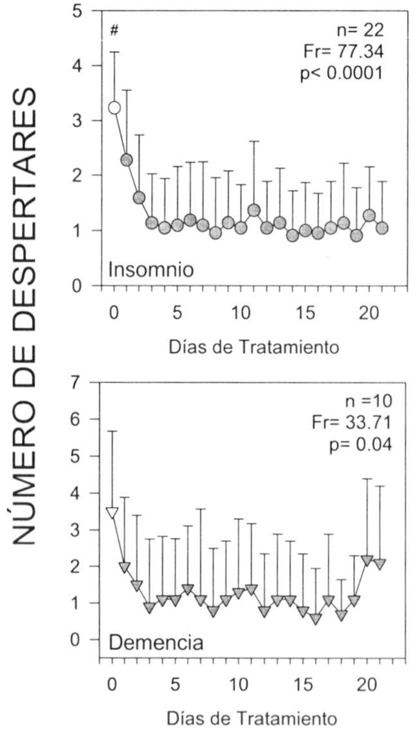

Fig, 4.6. Uso de la melatonina en trastornos del sueño en una población geriátrica. Evaluación de los datos correspondientes a n° de despertares nocturnos en agenda de sueño. Se muestran las medias ± D.S. El análisis estadístico corresponde a un ANOVA no paramétrico repetitivo seguido por un test de Friedman (Fr) corregido. (#) p< 0.01 comparado con los valores del día 3 a 21; (*) p< 0.05 comparado con valores pretratamiento.

Tabla 4.2. Efecto de la melatonina sobre el coeficiente de variación del horario estimado de comienzo de sueño, evaluado al comienzo y fin del tratamiento.

Insomnio		insomnio + depresión		insomnio + demencia	
días 0-2	días 19-21	días 0-2	días 19-21	días 0-2	días 19-21
32.6 ± 14.9	31.5 ± 10.8	27.1 ± 14.1	24.5 ± 13.5	58.0 ± 24.7	41.5 ± 20.9 *

Los valores mostrados son la media ± D.S. (*) p< 0.03, test de Wilcoxon apareado.

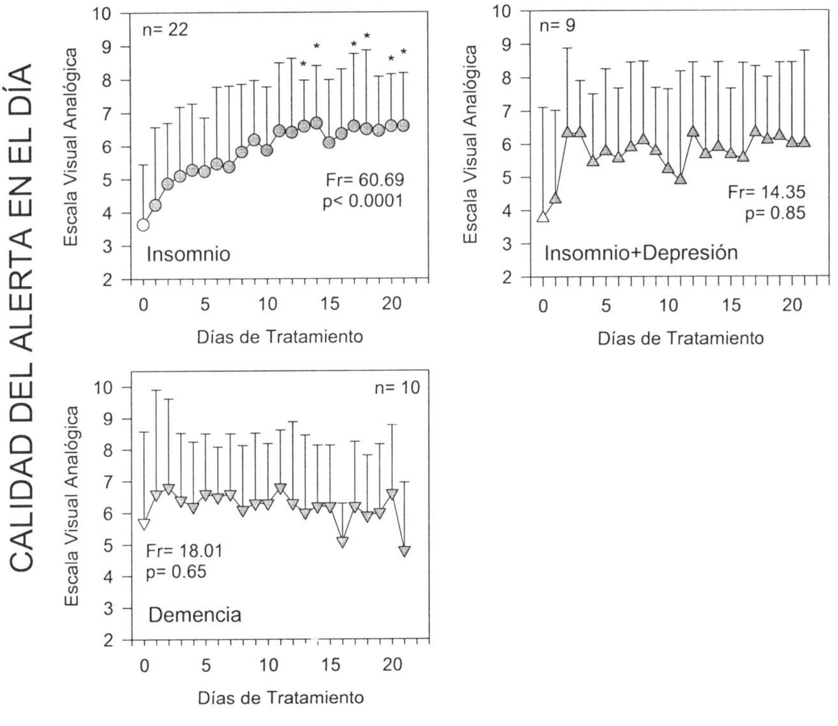

Fig. 4.7. Uso de la melatonina en trastornos del sueño en una población geriátrica. Evaluación de los datos correspondientes a calidad del despertar en agenda de sueño. Se muestran las medias ± D.S. El análisis estadístico corresponde a un ANOVA no paramétrico repetitivo seguido por un test de Friedman (Fr) corregido. (*) p< 0.05, (**) p< 0.01 comparado con el valor pretratamiento.

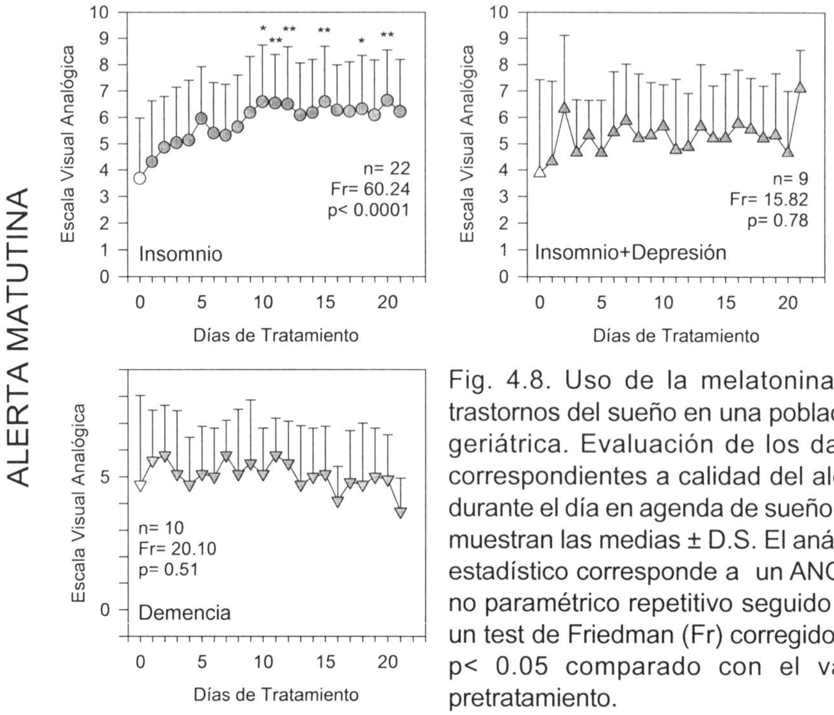

Fig. 4.8. Uso de la melatonina en trastornos del sueño en una población geriátrica. Evaluación de los datos correspondientes a calidad del alerta durante el día en agenda de sueño. Se muestran las medias ± D.S. El análisis estadístico corresponde a un ANOVA no paramétrico repetitivo seguido por un test de Friedman (Fr) corregido. (*) p< 0.05 comparado con el valor pretratamiento.

En pacientes que no exhibían signos de demencia, el coeficiente de variación promedió un 33% para los que presentaban trstornos del sueño solamente y 27% en aquellos con trastornos del sueño y depresión. Se detectó una disminución significativa en los días 19 a 21 del tratamiento en los pacientes con demencia.

La evaluación clínica en el día 21 de tratamiento indicó que 16 (73%) de los pacientes con trastornos del sueño solamente y 4 (44%) de los pacientes con trastornos del sueño y depresión experimentaron mejoría sintomática. En pacientes con demencia, una mejoría significativa de la agitación vespertina fue reportada en 7 (70%) de los 10 pacientes.

Con respecto al tratamiento concomitante con BZPs, 4 (31%) de los 13 pacientes con insomnio primario redujeron el uso concomitante de BZP (50 a 75% de la dosis inicial) y 4 (31%) descontinuaron el uso, mientras que en pacientes con depresión o demencia, 2 (29%) de 7 pacientes en ambos grupos redujeron el uso de benzodiacepinas en más del 50%. No se reportaron efectos colaterales del tratamiento.

3.2.4 Conclusiones

En el presente trabajo, un estudio piloto a corto plazo, la acción promotora del sueño de la melatonina (3 mg diarios por vía oral), fue explorada en un grupo pequeño y heterogéneo de pacientes mayores con insomnio psico-fisiológico e insomnio asociado con depresión o demencia. La calidad global del sueño y alerta durante el día fue estudiada por medio de entrevistas clínicas estructuradas y agendas del sueño completados por los pacientes o sus cuidadores.

Los resultados sugieren que la terapia con melatonina es beneficiosa para conciliar y mantener el sueño en pacientes con insomnio solamente o con insomnio asociado con depresión. La estimación en la función al día siguiente (es decir, alerta en la mañana y durante el día) mostró mejoría significativa luego de la terapia con melatonina en pacientes mayores con trastornos del sueño solamente pero no en aquellos con depresión. Por lo tanto, la eficacia del tratamiento con melatonina en la mejoría del sueño podría no tener correlato con un beneficio similar en el ánimo de los pacientes deprimidos.

Los pacientes con trastornos del sueño y demencia de tipo degenerativo o vascular no mostraron signos de mejoría en la calidad del sueño o del alerta. Sin embargo, éstos mostraron menor variación en el tiempo acostados a medida que el tratamiento progresó, y la evaluación global indicó mejoría de los episodios de agitación vespertina en 7 (70%) de los 10 pacientes examinados. Esto se reflejó por una disminución significativa en el porcentaje de variación en el tiempo acostados cuando se analizó el principio versus el final del tratamiento.

Cuatro (31%) de los 13 pacientes con insomnio primario que recibían BZPs en forma concomitante redujeron sus dosis entre el 50 y el 75%, mientras que otros 4 pacientes descontinuaron el tratamiento con BZP. Dos (29%) de 7 pacientes con depresión y un número igual de pacientes con demencia redujeron el uso de BZPs en más del 50%.

Este resultado nos llevó a considerar la posibilidad de un tratamiento con dosis mayores de melatonina y por periodos más largos de tiempo en pacientes dementes. Consideramos de importancia tener una evaluación de las consecuencias del tratamiento con melatonina por

6 meses en parámetros de laboratorio bioquímico y diversas hormonas. Los resultados de dicho estudio se describen a continuación.

3.3 Laboratorio Bioquímico y Hormonal luego de un Tratamiento de 6 Meses con Melatonina en Dosis que Mejoran el Sueño y Reducen el Consumo de Benzodiacepinas en Pacientes con Alteraciones del Sueño

3.3.1 Fundamentos

El objetivo de este estudio abierto fue evaluar la seguridad y eficacia de la melatonina para el tratamiento de insomnio. La eficacia a largo plazo y la tolerabilidad del tratamiento con melatonina permanecen por ser determinados. En particular, la existencia de posibles cambios en hormonas como la prolactina y las gonadotropinas es de preocupación ya que existen observaciones que así los avalan (Lissoni et al. 1986;Cagnacci et al. 1991;Terzolo et al. 1991;Cagnacci et al. 1995).

El presente trabajo describe los resultados de un estudio abierto sobre la seguridad y eficacia de una dosis de 3 mg de melatonina en el tratamiento del insomnio en un grupo pacientes de edad media y ancianos. Se determinaron las concentraciones séricas de prolactina, FSH, TSH o estradiol al principio y después de 6 meses de administración de la melatonina, y se efectuaron también pruebas de rutina de laboratorio clínico normal y hematológico. El sueño fue evaluado por agendas llenadas por los pacientes y por entrevistas clínicas estructuradas. También se examinó la posible correlación de la excreción urinaria de 6-sulfatoximelatonina antes de empezar el tratamiento y el resultado del tratamiento o la intensidad de la alteración del sueño.

3.3.2 Métodos

Veintidós pacientes (16 mujeres) fueron incluidos en el estudio. Los participantes dieron consentimiento informado para el estudio. La edad media ± DS fue 60.1 ± 9.5 años. El insomnio fue definido como se describe en el punto. Todos menos 2 de los pacientes estaban en tratamiento con BZPs (Tabla 4.3). Se utilizaron los criterios de exclusión siguientes (evaluados en la entrevista estructurada): presencia de cualquier desorden orgánico o psiquiátrico, historia pasada de alteración neurológica, abuso de alcohol o adicción a otras drogas, o hábitos de fumador. Se resumen los datos demográficos de los pacientes en la Tabla 4.3.

Tabla 4.3. Datos demográficos

#	edad	sexo	Benzodiacepina usada	Dosis inicial (mg/día)	Coexistencia del tratamien -to con BZPs	Dosis luego de 6 meses (mg/día)
1	51	M	Clonazepan	0.5	6 meses	0.5
2	70	F	Lorazepan	2	2 meses	-
3	63	F	Bromazepan - alprazolan	0.75	1 mes	-
4	51	F	Altrazolan	0.25	15 días	-
5	55	F	-	-	-	-
6	70	F	Alprazolan	0.5	15 días	-
7	79	M	Lorazepan	0.625	6 meses	0.375
8	67	F	Alprazolan	0.5	4 meses	-
9	57	F	Alprazolan	0.25	15 days	-
10	74	F	Alprazolan	0.25	2 meses	-
11	73	F	Lorazepan	2.5	6 meses	1.25
12	58	F	-	-	-	-
13	51	M	Clonazepan	0.5	2 meses	-
14	55	M	Clonazepan	2	6 meses	0.5
15	65	F	Alprazolan	1.5	6 meses	1.5
16	67	F	Alprazolan	0.5	6 meses	-
17	66	M	Clonazepan	0.5	2 meses	-
18	60	F	Alprazolan	3	6 meses	2
19	46	F	Alprazolan	0.5	15 días	-
20	59	F	Clonazepan	0.5	6 meses	0.5
21	48	F	Alprazolan	1	6 meses	-
22	46	M	Clonazepan	0.5	3 meses	-

Los pacientes fueron entrevistados inicialmente por médicos experimentados y se distribuyó una encuesta de datos demográficos, ambiente del sueño, tipo y calidad del sueño, latencia, despertares e información general del sueño. Todos los pacientes fueron tratados durante 6 meses con 3 mg de melatonina en cápsulas de gelatina p.o. diariamente 30 min antes del horario esperado del sueño (evaluado de las entrevistas clínicas de los pacientes).

Se evaluaron la calidad global del sueño y de la vigilancia durante el día, así como los cambios después del tratamiento, mediante entrevistas clínicas estructuradas (0 a 6 meses) y de las agendas de sueño completadas por los pacientes (primeros 21 días).

En este estudio abierto, los pacientes continuaron recibiendo su medicación habitual. La medicación concomitante incluyó uno de varias BZPs (clonazepam, lorazepam, bromazepam, alprazolam) (20 pacientes). La medicación fue continuada durante todo el estudio (7 pacientes) o se interrumpió en distintos momentos (13 pacientes), como lo indica la Tabla. Ninguno de los pacientes recibió melatonina (como lo indicaron los niveles de 6-sulfatoximelatonina urinario normales encontrados antes del tratamiento) ni otra medicación para el sueño antes del estudio. Se supervisaron los efectos adversos potenciales a lo largo de todo el estudio.

Las concentraciones séricas de prolactina, FSH, TSH y estradiol fueron medidas por inmunoensayos automatizados específicos (ImmunoliteR, Diagnostic Products Co, Los Angeles, CA), siguiendo el procedimiento descrito por el fabricante. Para la determinación de 6-sulfatoximelatonina, la orina se recolectó durante 12 h (de 18:00 h a 06:00 h).

La 6-sulfatoximelatonina fue medida por RIA como se describe en el punto 4.1.2. El análisis de varios parámetros bioquímicos y hematológicos se realizó por técnicas de laboratorio clínico rutinarias.

Los resultados fueron analizados estadísticamente por un ANOVA no-paramétrico seguido por la prueba de Friedman, o por la prueba de Wilcoxon no-paramétrica apareada. Se determinó también el coeficiente de correlación de Sperman para los valores medios.

3.3.3 Resultados

En la Fig. 4.9 se grafican las concentraciones séricas de prolactina, TSH, estradiol y FSH antes y después de 6 meses de tratamiento con melatonina, en muestras tomadas entre 0800 y 1000 h. Los niveles hormonales permanecieron inalterados después del tratamiento, aunque con gran variabilidad interindividual. No se observaron cambios en varios parámetros bioquímicos y hematológicos de laboratorio clínico rutinario en función de la administración de melatonina (Tabla 4.4).

Las Figuras 4.10 – 4.12 muestran el efecto del tratamiento con melatonina en la calidad de sueño, evaluada de las agendas de sueño completadas por los pacientes (primeros 21 días, Fig. 4.10) o de entrevistas estructuradas por médicos calificados (días 0, 15, 30, 60, 90 150 y 180 de tratamiento, Fig. 4.11 y 4.12).

El ANOVA no paramétrico (coeficiente de correlación de Spearman) indicó existencia de un aumento significativo de la calidad del despertar y de la vigilancia diaria ($r = 0.75$ y $r = 0.80$, $p < 0.0001$, respectivamente) y disminución de los episodios de despertar ($r = -0.61$, $p = 0.0036$) (Fig. 4.10).

A largo plazo, se vieron efectos de melatonina sobre la vigilancia en la mañana, vigilancia diurna y duración de sueño (Fig. 4.11) y su calidad (Fig. 4.12), y los aumentos fueron documentados tanto por correlación de rangos (r de Spearman = 0.97–0.99, $p < 0.0001$) así como por ANOVA no-paramétrico (Kruskal Wallis 19.6-56.7, $p < 0.006$–0.0001).

Tabla 4.4. Parámetros hematológicos y bioquímicos

	Inicial	**Luego de 6 meses de tratamiento con melatonina**
Hematología		
Hemoglobina (g/100 mL)	13.6 ± 1.6	13.7 ± 1.1
Hematocrito (%)	43.1 ± 3.2	43.2 ± 3
Eritrocitos (10^6/mL)	4.7 ± 0.3	4.7 ± 0.3
Leucocitos (10^3/mL)	6.45 ± 1.4	6.44 ± 1.7
Neutrófilos (%)	58.7 ± 7.5	59.1 ± 7.8
Basófilos (%)	0.5 ± 0.6	0.5 ± 0.6
Eosinófilos (%)	2.3 ± 1.4	2.2 ± 1.5
Linfocitos (%)	33.9 ± 8.1	33.1 ± 7.9
Monocitos (%)	4.6 ± 2.3	4.6 ± 2.1
Plaquetas (10^3/mL)	281.6 ± 47.7	280.5 ± 37.7
Bioquímica (sangre)		
Glucosa (mg/dL)	87.7 ± 13.3	91.1 ± 13.1
Urea (mg/dL)	30.8 ± 7.7	32.1 ± 8.6
Colesterol (mg/dL)	218.4 ± 49.7	214.8 ± 42.7
HDL (mg/dL)	54.3 ± 6.8	58 ± 6.9
Triglicéridos (mg/dL)	97.8 ± 42.2	98.4 ± 37.8
Bilirubina (direct) (mg/dL)	0.1 ± 0.09	0.1 ± 0.06
Bilirubina (total) (mg/dL)	0.4 ± 0.12	0.4 ± 0.21
Creatinina (mg/dL)	0.9 ± 0.11	0.9 ± 0.13
SGOT (mU/mL)	9.7 ± 4.3	9.8 ± 4.1
SGPT (mU/mL)	11.3 ± 5.9	10.4 ± 4.2
Fosfatasa alcalina (mU/mL)	111.2 ± 33.1	116.1 ± 25.1

Medias ± DS (n= 22).

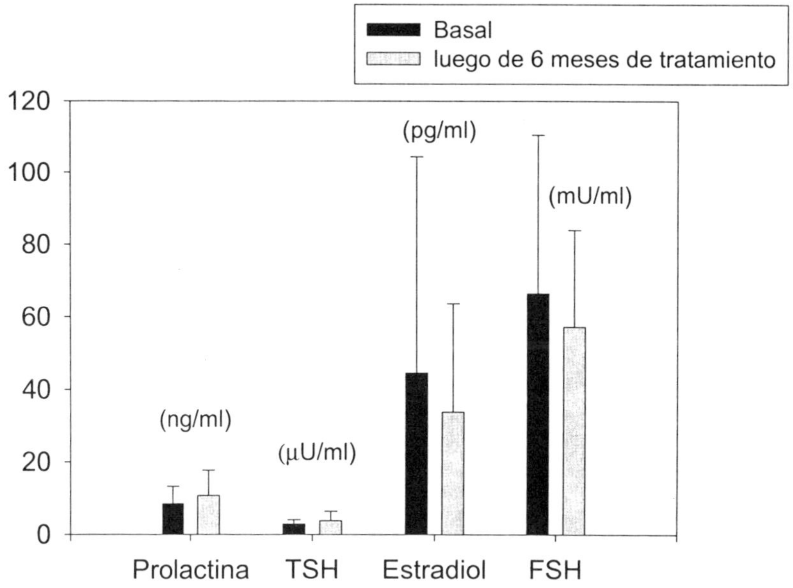

Fig. 4.9. Concentración sérica de estradiol y FSH (16 mujeres) y de prolactina y TSH (todos los pacientes, n= 22) antes y luego de 6 meses de tratamiento con melatonina. Se muestran los valores medios ± DS.

Igualmente, el tratamiento con melatonina fue eficaz para disminuir los despertares y latencia de sueño (r de Spearman = -0.92-1.00, p <0.0022–0.0001; Kruskal Wallis = 19.6-43.8, p <0.006–0.0001). En conjunto, en 20 de 22 pacientes estudiados el sueño mejoró después del período de 6 meses de observación.

En cuanto al tratamiento concomitante con BZPs, 13 de 20 pacientes insomnes detuvieron su uso a los 15 días - 6 meses después de empezar el tratamiento con melatonina; 4 pacientes lo redujeron a 25 a 66% de las dosis iniciales y 3 no lo cambiaron. No se detectaron efectos colaterales del tratamiento en estudio.

La Fig. 4.13 muestra la correlación de la excreción urinaria de 6-sulfatoximelatonina antes de empezar la administración de melatonina y la edad de los pacientes. El coeficiente de correlación de Spearman fue negativo y significativo (-0.46). No se observó ninguna correlación entre la excreción de 6-sulfatoximelatonina y el resultado del tratamiento o la intensidad del desorden de sueño.

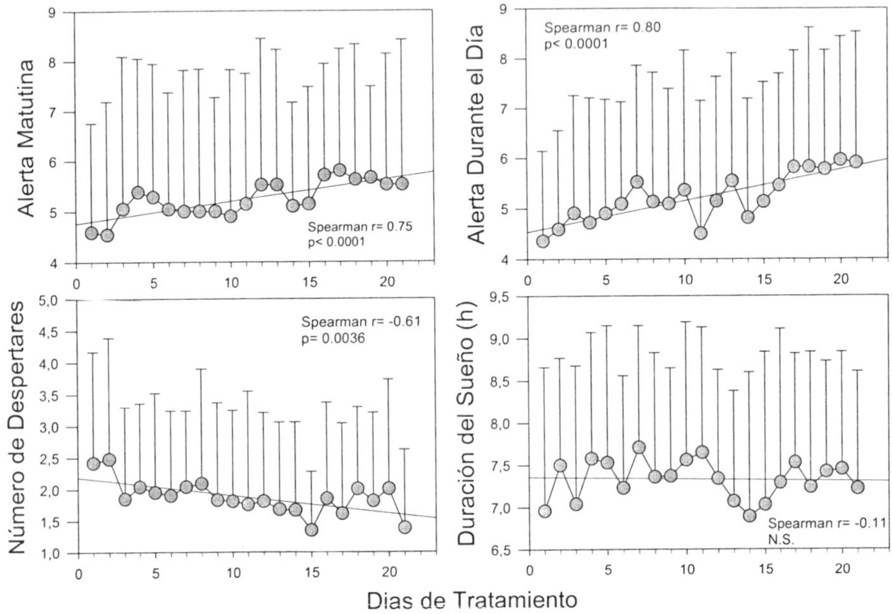

Fig. 4.10. Evaluación por agendas de sueño completadas por los pacientes de la eficacia del tratamiento con 3 mg de melatonina diarios durante 21 días. Se muestran los valores medios ± DS. En las Fig. se muestran los valores de coeficientes de Spearman.

3.3.4 Conclusiones

En el presente el estudio abierto, de corto plazo, sobre la acción promotora del sueño de la melatonina (3 mg p.o. durante 6 meses) se exploró un grupo pequeño, no homogéneo de pacientes insomnes, la mayoría de ellos bajo el tratamiento con BZPs. Se determinaron las concentraciones circulantes de varias hormonas antes y después del tratamiento, y se llevó a cabo un estudio de laboratorio clínico y hematológico de rutina. No se detectaron cambios después del tratamiento de los pacientes durante 6 meses con melatonina en la valoraciones matutinas de prolactina, TSH, estradiol o FSH, así como tampoco en distintos parámetros hematológicos y bioquímicos de la sangre, en comparación con los valores pretratamiento.

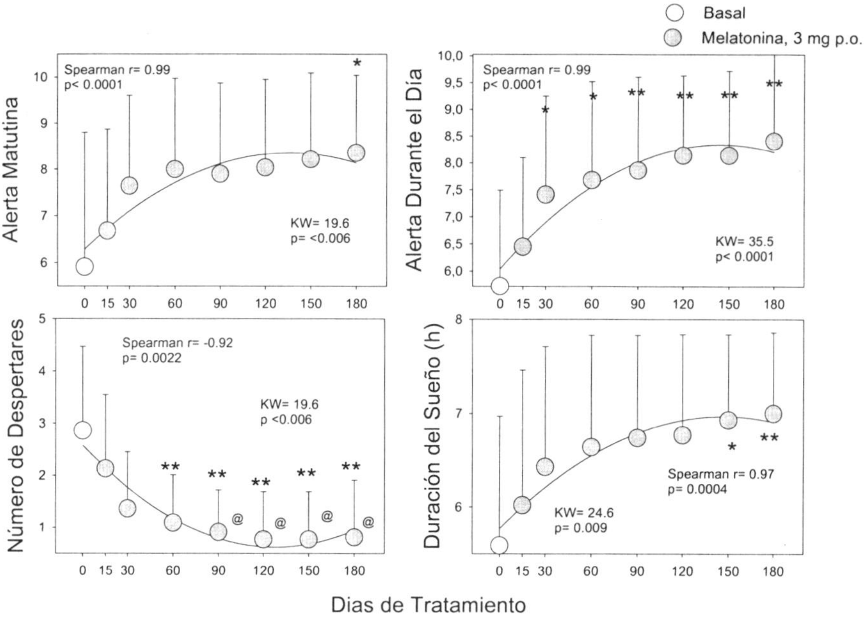

Fig. 4.11. Evaluación por parte del médico (entrevistas clínicas estructuradas, parte 1) de la eficacia del tratamiento luego de 6 meses de 3 mg de melatonina diarios. Se muestran los valores medios ± DS. Se muestran los valores medios ± DS. En las Fig. se muestran los valores de coeficientes de Spearman y del ANOVA no paramétrico (Kruskal-Wallis).

Se han publicado varios estudios sobre el efecto de la melatonina en dosis comparables a las acá administradas para modificar los niveles de hormonas circulantes en humanos. Una dosis de melatonina de una 2.5 mg aumentó la amplitud de los pulsos y los niveles de LH en mujeres durante la fase folicular del ciclo menstrual, pero no en la fase lútea (Cagnacci et al. 1991). Esto se observó sin modificaciones de la FSH ni de los esteroides ováricos y coincidió con un aumento de las respuestas de LH y de FSH al estímulo de GnRH (Cagnacci et al. 1995). Debe notarse que la falta de efecto de la melatonina en FSH o niveles de estradiol encontrados en este estudio probablemente está relacionado con el hecho de que todas las mujeres examinadas estaban fase peri - o posmenopáusica. De hecho, en un trabajo más temprano en mujeres posmenopáusicas administradas con melatonina (10 mg i.m.) no se detectó cambio significativo en LH o FSH basal o post-estímulo (Fideleff et al. 1976).

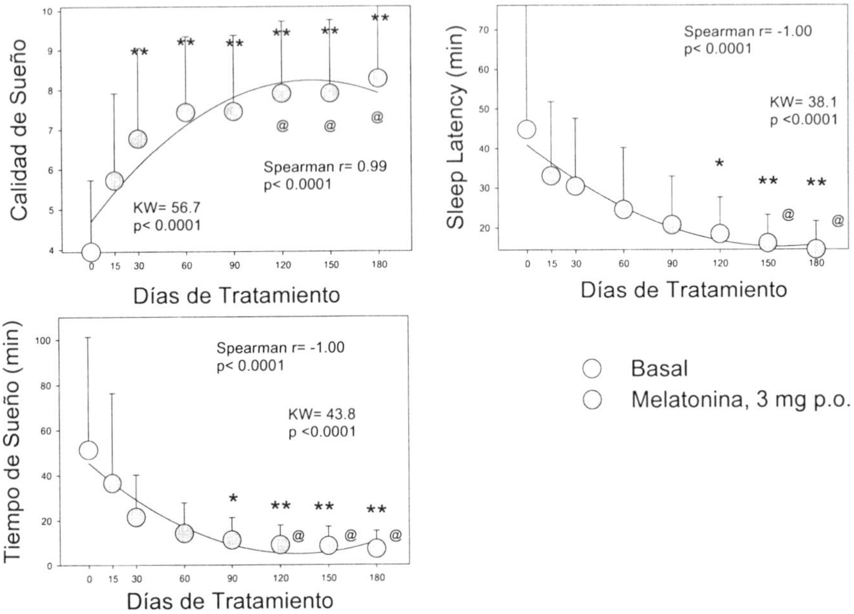

Fig. 4.12. Evaluación por parte del médico (entrevistas clínicas estructuradas, parte 2) de la eficacia del tratamiento luego de 6 meses de 3 mg de melatonina diarios. Se muestran los valores medios ± DS. Se muestran los valores medios ± DS. En las Fig. se muestran los valores de coeficientes de Spearman y del ANOVA no paramétrico (Kruskal-Wallis).

Tampoco se observaron cambios en el presente estudio en los niveles séricos de prolactina o TSH luego de 6 meses de tratamiento con melatonina. También este fenómeno puede vincularse con la edad ya que una inyección aguda de melatonina (0.2 mg/kg) en individuos sanos en edad prepuberal y puberal provocó un aumento significativo en la prolactina circulante (Lissoni et al. 1986).

En sujetos maduros, los ritmos de 24-horas de prolactina o los niveles de hormona tiroidea permanecieron inalterados después de 2 meses de tratamiento con melatonina, 2 mg p.o. diariamente a las 18:00 h (Terzolo et al. 1990). Como evidencia de que se trata de un efecto edad-dependiente, la administración de melatonina reforzó los picos de prolactina inducidos por TRH en mujeres jóvenes (pero no en hombres de la misma edad) (Terzolo et al. 1991).

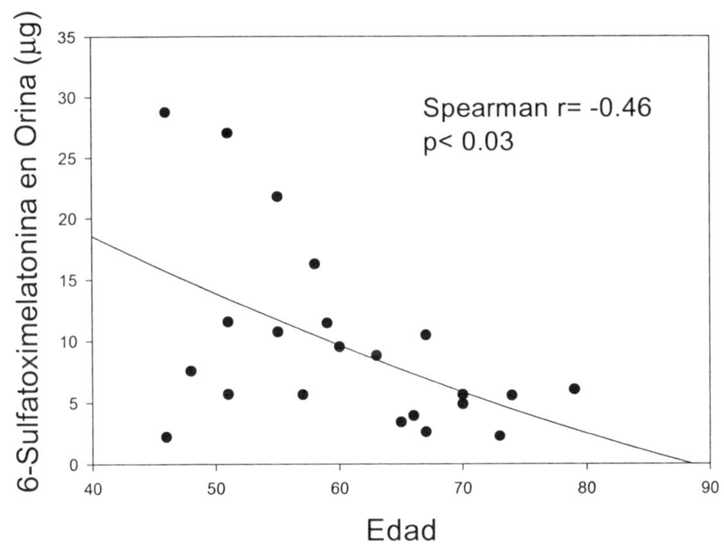

Fig. 4.13. Excreción urinaria de 6-sulfatoximelatonina en correlación con la edad de los pacientes. Se muestran los coeficientes de rangos de Spearman en la figura.

Colectivamente, los resultados previos y los acá presentados apoyan la existencia de muy pocas secuelas endocrinas en pacientes de mediana edad o mayores al recibir melatonina en las dosis empleadas para mejorar el sueño. No se sabe hasta qué punto un tratamiento con melatonina como el acá empleado puede afectar ritmos de 24 horas de secreción de prolactina, FSH o TSH en pacientes viejos con trastornos del sueño.

A la dosis usada en el estudio presente, la melatonina aumentó significativamente la calidad y duración del sueño y disminuyó su latencia y el número de despertares. En conjunto, 20 de 22 pacientes mejoraron el sueño al final del tratamiento de la misma forma en que los hizo la evaluación subjetiva de la calidad del día (vigilancia por la mañana y durante el día). El efecto observado persistió durante el período examinado (0 a 6 meses). Como éste es un ensayo abierto, la parte del efecto de la melatonina sobre el sueño atribuible al placebo después de 6 meses es desconocida.

Otro aspecto del estudio presente merece el comentario. En 13 de 20 pacientes insomnes que tomaron BZPs junto con melatonina, pudo detenerse el consumo de BZPs y en otros 4 pacientes se redujo a 25-66% de las dosis iniciales. Estos resultados están de acuerdo con observaciones anteriores descritas en el punto 4.2 que indicaron que en la mayoría de los pacientes con insomnio primario que toman BZPs, el tratamiento con melatonina detuvo o redujo el consumo de BZPs reducido. En conjunto, los datos están de acuerdo con la eficacia de tratamiento con melatonina para aumentar la eficacia y tiempo de sueño de total y para disminuir la latencia del sueño y el número de despertares en individuos añosos han estado tomando BZPs como hipnóticos y tienen una baja secreción endógena de melatonina (Zisapel 1999). Es más, se ha observado una inversión rápida de la tolerancia a los hipnóticos benzodiacepínicos por el tratamiento con melatonina oral (Dagan et al. 1997). Como estudios en animales indican que la melatonina y las BZPs comparten algunos mecanismos neuroquímicos (p.ej., la interacción con GABA (Cardinali y Golombek 1998) y conductuales (p.ej., una actividad como ansiolítico similar, la terapia con melatonina podría postularse como una herramienta eficaz para disminuir la dosis de BZPs necesitada por los pacientes.

3.4 El Tratamiento con Melatonina Estabiliza Sintomas Cronobiologicos y Cognitivos en la Enfermedad de Alzheimer

3.4.1 Fundamentos

En años recientes se ha barajado la hipótesis de un posible efecto terapéutico de la melatonina en la enfermedad de Alzheimer. El apoyo a esta hipótesis ha sido sustentadopor los datos de laboratorio indicando que la melatonina protege a neuronas contra la toxicidad del ß-amiloide e inhibe la formación de amiloide in vitro (Pappolla et al. 1998), previene la preoxidación lipídica inducida por ß-amiloide (Daniels et al. 1998), altera el metabolismo de la proteína precursora del ß-amiloide (Song y Lahiri 1997) y previene el daño oxidativo del ADN mitocondrial por el ß-amiloide (Bozner et al. 1997).

Como el tratamiento de pacientes con demencia más trastornos del sueño con melatonina (3 mg p.o.) mejoró significativamente el «sundowning» (los episodios de excitación por la noche) aunque la calidad del sueño se mantuvo inmodificada a las bajas dosis empleadas en el estudio mostrado en el punto 4.2, decidimos utilizar dosis mayores de melatonina. La baja toxicidad de la sustancia, revelada entre otros, por el estudio del punto 4.3 daba seguridad a esta decisión.

En esta parte del Trabajo de Tesis describimos (1) Los valores de 6-sulfatoximelatonina en un grupo limitado de pacientes con enfermedad de Alzheimer. (2) Un estudio retrospectivo sobre la eficacia de una dosis de 9 mg de melatonina, administrada por períodos que variaron entre 22 y 35 meses, con el objetivo de tratar el sueño y trastornos cognitivos en 14 pacientes con enfermedad de Alzheimer. (3) un caso de gemelos monocigóticos con enfermedad de Alzheimer de 8 años de evolución (sólo un gemelo tratado con melatonina 6 mg p.o. durante 36 meses).Los resultados aquí presentados apoyan la existencia de un efecto terapéutico beneficioso de la melatonina en la enfermedad de Alzheimer.

3.4.2 Métodos

La determinación de 6-sulfatoximelatonina como se describe en el punto 4.1 es casi imposible de llevarse a cabo en pacientes dementes, excepto en fases muy iniciales de su enfermedad. En el limitado grupo en que pudimos recoger orina de 12 h pudo verificarse una disminución importante de la producción de melatonina (Fig. 4.14)

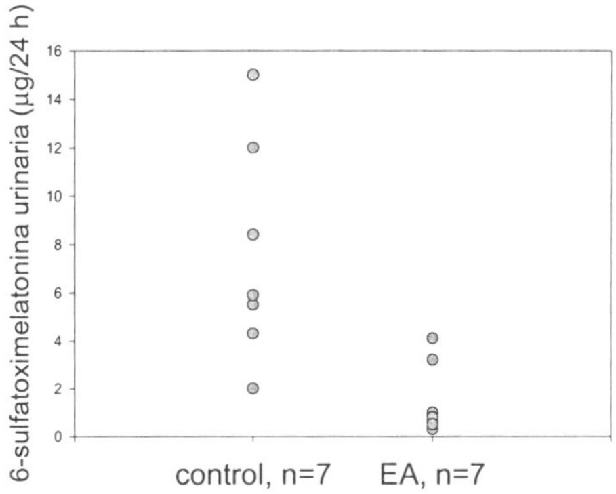

Fig. 4.14. Valores de excreción de melatonina en 7 pacientes con enfermedad de Alzheimer y 7 controles apareados por sexo y edad. Las diferencias son significativas (p< 0,01)

En el estudio retrospectivo 14 pacientes (8 mujeres, 6 hombres) fueron incluidos. Los participantes o sus cuidadores dieron consentimiento escrito para el estudio. La edad de los pacientes fue 72 ± 9 años. Se utilizaron los siguientes criterios de exclusión (evaluados por intermedio de entrevistas estructuradas): presencia de algún tipo de trastorno orgánico, presencia de algún tipo de trastorno psiquiátrico más allá de la enfermedad de Alzheimer, historia pasada de trastornos neurológicos, alcoholismo o adicción a drogas, o tabaquismo grave.

Todos los pacientes fueron tratados con 9 mg de melatonina en cápsulas gelatinosas a la hora de acostarse diariamente por períodos variables, de 22 a 35 meses.

Otras medicaciones que recibieron los pacientes se consignan en la Tabla 4.5. Además los pacientes #13 y #14 recibieron 25 mg/día de tioridazina por sus trastornos de conducta y de sueño; ambos interrumpieron el tratamiento con esta droga luego de 5 y 24 meses de comenzar con melatonina, respectivamente.

La calidad total del sueño y alerta fueron evaluadas por medio de entrevistas clínicas y agendas de sueño confeccionadas por los pacientes o sus cuidadores, quienes evaluaron la calidad del sueño gráficamente en una escala que puntúa del 0 al 10.

La evaluación neurospicológica de los pacientes se hizo con Functional Asessment Tool for Alzheimer´s Disease (FAST) (Auer y Reisberg, 1997), Mini Mental State Examination, Alzheimer´s Disease Asessment Scale (ADAS) (Mohs y Cohen, 1988), y la Dementia Rating Scale (DRS) (Mattis, 1988) y la Escala de Blessed (Blessed y col., 1988).

Tabla 4.5. Estudio retrospectivo en 14 pacientes con enfermedad de Alzheimer tratados con melatonina. Datos demográficos

#	edad	Sexo	Evolución (meses)	Meses de tratamiento con melatonina	Otros tratamientos
1	58	F	34	25	-
2	80	F	50	23	-
3	76	F	70	30	Nifedipina (90 mg/día), Levodopa (200 mg/día)
4	63	M	42	30	Enalapril (10 mg/día)
5	77	M	48	23	Vitamina E (800 IU/día)
6	78	F	65	30	Enalapril (20 mg/día), alprazolan (1 mg/día), alopurinol (100 mg/día), vitamina E (400 IU/día)
7	68	M	38	25	Nifedipina (20 mg/día), atenolol (50 mg/día)
8	68	F	46	22	Vitamina E (400 IU/día)
9	82	F	70	30	Levodopa (500 mg/día) Clozapina (70 mg/día)
10	53	M	80	24	Vitamina E (800 IU/día)
11	77	F	30	22	-
12	66	M	82	24	-
13	69	F	72	30	-
14	80	M	70	35	-

Los resultados se analizaron estadísticamente por medio de una prueba de Wilcoxon no paramétrica apareada.

En el caso de los gemelos univitelinos con enfermedad de Alzheimer reportados, se trataba de dos gemelos univitelinos de 79 años de edad con enfermedad diagnosticada 8 años antes. El comienzo de la enfermedad difirió en aproximadamente 6 meses entre ambos gemelos. Los pacientes mostraron alteraciones cognoscitivas similares y similares alteraciones en la neuroimagen al momento del diagnóstico. Ambos pacientes fueron tratados con vitamina E (800 I.U. / día) y desde unos 3 años antes de la evaluación recibieron 50 mg diarios de tioridacina por las alteraciones conductuales y de sueño. Uno de los gemelos recibió durante 3 años melatonina, mientras que el otro no.

3.4.3 Resultados

En la Tabla 4.6 se muestra la evaluación neuropsicológica al momento del diagnóstico en el estudio retrospectivo de 14 pacientes, que indicó una alteración primaria de la función mnésica en grado variable. Todos los pacientes tenían alteraciones cognitivas y de neuroimagen (atrofia cortical y bitemporal) compatible con distintos estadios de evolución de la enfermedad.

Tabla 4.6. Estudio retrospectivo sobre el efecto de la melatonina (9 mg, p.o.) sobre la evaluación subjetiva de sueño y los puntajes en las escalas FAST, Mini-Mental, ADAS, Mattis y Blessed en 14 pacientes con diagnóstico de enfermedad de enfermedad de Alzheimer.

#	Calidad de Sueño		FAST		Mini-Mental		ADAS Cogn		Mattis		Blessed	
	I	F	I	F	I	F	I	F	I	F	I	F
1	2	7	5	4	18	18	27	26	104	105	15	16
2	3	7	6a	5	15	15	29	30	110	107	20	19
3	2	8	7	6c	3	3	-	-	-	-	25	26
4	2	6	6a	5	24	23	14	15	123	121	20	19
5	2	5	5	4	20	19	25	25	106	107	21	21
6	4	6	3	2	19	19	26	25	104	106	15	16
7	2	5	4	3	24	25	13	11	125	127	13	15
8	3	6	4	4	19	19	26	25	105	108	16	16
9	3	6	6c	6c	5	5	-	-	-	-	25	23
10	2	5	6c	7a	2	2	-	-	-	-	25	26
11	3	6	2	2	24	25	14	13	124	125	15	16
12	2	5	6a	6c	9	9	-	-	-	-	20	18
13	3	5	4	5	9	9	-	-	-	-	18	17
14	2	8	6b	6b	10	10	-	-	-	-	16	16

Los pacientes recibieron melatonina durante 22 a 35 meses. Para cada valor se consigna la evaluación inicial (I) y final (F). Las diferencias en calidad de sueño son significativas (p= 0.001, prueba de Wilcoxon)

Luego de diferentes períodos de tiempo de tratamiento con melatonina, como está citado en la Tabla 4.5, se encontró en todos los casos una mejoría significativa en la calidad del sueño, siendo las diferencias con la evaluación inicial altamente significativas (p=0,001, test de Wilcoxon).

El «sundowning» diagnosticado clínicamente en todos los pacientes examinados, no fue detectado en 12 pacientes, y persistió en forma atenuada en los pacientes #8 y #9. La evaluación neuropsicológica por medio del FAST, Mini Mental State Examination, ADAS, CDR y la escala de Blessed indicaron la ausencia de diferencias significativas entre el momento inicial y presente de la evolución (Tabla 4.6).

El examen neurológico al momento de la evaluación indicó que los pacientes mostraron falta de progresión de los síntomas cognitivos y conductuales de la enfermedad. Ello debería contrastarse con el deterioro clínico significativo esperable en los pacientes luego de 1-3 años de evolución de la enfermedad de Alzheimer. No se encontraron efectos adversos de la melatonina en los pacientes evaluados.

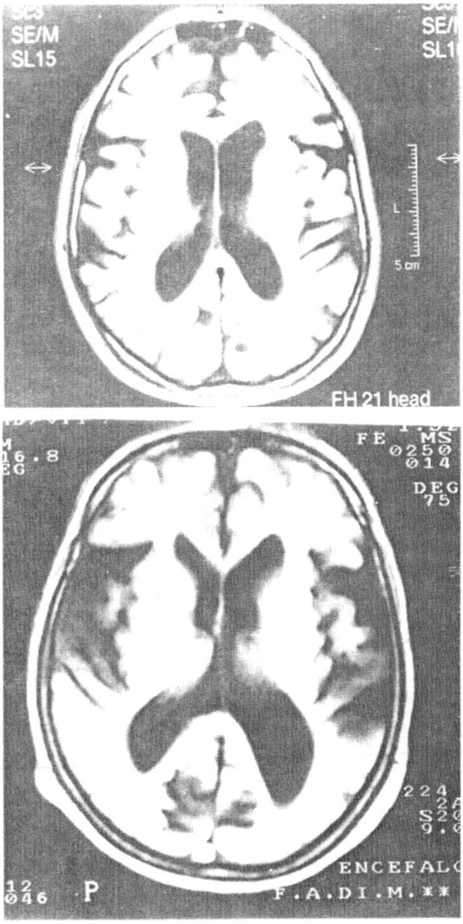

Fig. 4.15 Resonancia magnética nuclear en ambos gemelos. El que recibió melatonina se muestra a la izquierda. Puede apreciarse el menor grado de involución temporal.

En cuanto al caso de los gemelos, el paciente NN, fue tratado con 6 mg/día de melatonina en el horario de dormir durante más de 6 años. Tres meses después de empezar el tratamiento con melatonina, el paciente NN discontinuó la tioridacina. A los 36 meses de tratamiento, la evaluación neuropsicológica mediante la prueba FAST indicó una fase 7b fase para ZZ paciente y una 5 fase para NN paciente, con Mini-mental de 0/30 y 10/30, respectivamente.

La resonancia nuclear magnética indicó una atrofia cortical generalizada en ambos pacientes, con atrofia bitemporal más importante y agrandamiento ventricular mayor en el paciente ZZ (Fig. 4.14). El «pacing» fue intenso en el paciente ZZ con predominio en horas de la tarde; este paciente tenía insomnio y un marcado «sundowning». En cambio, el paciente NN no mostró alteraciones en la ambulación y sólo se observaron rudimentos de reflejos primitivos. El ritmo sueño-vigilia del paciente NN era normal.

3.4.4 Conclusiones

La disminución de la secreción de melatonina con la edad es bien conocida (Iguchi et al. 1982;Dori et al. 1994;Mishima et al. 2000;Girotti et al. 2000;Mishima et al. 2001;Luboshitzky et al. 2001). En los pacientes dementes esta reducción es aún más profunda (Skene et al. 1990;Uchida et al. 1996;Mishima et al. 1999;Liu et al. 1999;Ohashi et al. 1999;Ferrari et al. 2000a). En el reducido número de pacientes dementes en los que pudimos recoger muestras adecuadas de orina de 12 h también verificamos esa disminución.

Se ha descrito también correlación significativa entre la anormalidades del ritmo sueño vigilia y la disminución de la secreción de melatonina (Mishima et al. 2000;Baskett et al. 2001). Existe un aumento en receptores de melatonina MT1 en el hipocampo de pacientes con enfermedad de Alzheimer, atribuida a la «up-regulation» del receptor compensatoria de los bajos niveles de melatonin (Savaskan et al. 2002). El delirio es común en pacientes con niveles suprimidos de melatonina circulante (Uchida et al. 1996). Por lo tanto los pacientes dementes tienen una disminución severa de la secreción de melatonina debido a la edad y a la enfermedad. Los cambios se dan en los NSQ (Skene y Swaab 2003) más que en la glándula pineal, ya que no existen evidencias de ovillos de neurofilamentos, proteína tau o depósito de beta amiloide en los pinealocitos (Pardo et al. 1990).

La observación preliminar de la diferente evolución de la enfermedad de Alzheimer en 14 pacientes tratados con 9 mg de melatonina por 22-35 meses acá presentada sugiere que la melatonina podría ser terapéuticamente válida para el tratamiento de la enfermedad de Alzheimer. La mejoría se encontró tanto en los síntomas de la enfermedad relacionados con el sueño como así también en los síntomas cognitivos.

Respecto del sueño, el tratamiento con melatonina fue particularmente efectivo en la reducción de la agitación vesperal, encontrada en casi la mitad de los pacientes y principal causa de internación de los pacientes dementes. Hoy el manejo de la agitación vesperal incluye esquemas de restricción del sueño diurno, exposición a luz brillante e interacción social durante el día.

Recientemente hemos publicado información sobre la capacidad de la melatonina para mejorar el sueño en un grupo de 45 pacientes con enfermedad de Alzheimer (Cardinali et al. 2002b). Se evaluaron las perturbaciones de sueño inmediatamente antes y luego de 4 meses de tratamiento con 6-9 mg de melatonina/día. El tratamiento mejoró significativamente la calidad global de sueño en este grupo. Más aún, el «sundowning», clínicamente diagnosticado en todos los pacientes, desapareció después de 4 meses de tratamiento con melatonina. La actividad de la melatonina se vio en todos los casos, e independiente del tratamiento concomitante para trastornos cognitivos o conductuales que recibieran los pacientes. No existieron efectos colaterales de la melatonina de importancia en la población de pacientes examinada (Cardinali et al. 2002b).

Otros estudios también apoyan la eficacia de tratamiento con melatonina en los pacientes con enfermedad de Alzheimer. Mishima y colaboradores administraron 6 mg de melatonina durante 4 semanas a 7 pacientes con enfermedad de Alzheimer y marcada irregularidad en los ritmos sueño-vigilia (Mishima et al. 2000). La melatonina redujo significativamente la actividad nocturna en comparación con el placebo. Cohen-Mansfield y col. estudiaron la posible eficacia de la melatonina (3 mg/día en el horario del sueño) para mejorar el sueño y aliviar el «sundowning» en 11 pacientes con enfermedad de Alzheimer (Cohen-Mansfield et al. 2000). Su análisis reveló una disminución significativa de la agitación vesperal y de los episodios de sueño durante el día luego del tratamiento con melatonina. En una observación en dos pacientes con enfermedad de Alzheimer, la administración de melatonina reforzó y estabilizó el ritmo de sueño-vigilia en uno de ellos junto con la reducción de sueño durante el día y mejoría en el humor (Jean-Louis et al. 1998). Igualmente, otra observación en dos pacientes con enfermedad de Alzheimer tratados con 6 mg/día de melatonina durante un año indicaron mejora apreciable en el Mini-mental (Pappolla et al. 2000). Actualmente se está llevando a cabo un estudio multicéntrico con apoyo del NIH en EE.UU. para la evaluación de la eficacia de la melatonina en los pacientes con enfermedad de Alzheimer.

Otra observación de importancia en los sujetos estudiados fue la estabilización en la evolución de las alteraciones mnésicas y cognitivas esperables en poblaciones de pacientes comparables que no recibieron melatonina. Aunque no puede establecerse actualmente si esto fue consecuencia de la mejoría del ritmo sueño-vigilia por la melatonina o un efecto del tratamiento con melatonina sobre algún mecanismo primario de la enfermedad de Alzheimer, un efecto benéfico presunto de la melatonina sobre la fisiopatología de la enfermedad de Alzheimer está dentro del conocimiento básico experimental.

Sintetizando, el presente estudio retrospectivo sugiere que la melatonina podría ser útil en la enfermedad de Alzheimer. El tratamiento con melatonina con dosis relativamente moderadas podría colaborar en la mejoría de los trastornos conductuales y a estabilizar el deterioro cognitivo en pacientes añosos con demencia.

4. SINOPSIS

4.1 RESUMEN.

La prevalencia de la enfermedad de Alzheimer está incrementando rápidamente a medida que aumenta el número de personas en la franja etaria de mayor edad de la población.

Aproximadamente 40% de los pacientes con enfermedad de Alzheimer tienen las alteraciones del sueño. Cuando ocurren estas perturbaciones existe una tensión física y psicológica significativa para el cuidador y ello frecuentemente conduce a la institucionalización del paciente. De aquí que un tratamiento adecuado de la perturbación del sueño sea prioridad en el manejo de los pacientes con enfermedad de Alzheimer.

El envejecimiento patológico está asociado con una calidad pobre del ciclo vigilia-sueño. La enfermedad de Alzheimer se caracteriza por despertares nocturnos de mayor frecuencia y duración, por somnolencia durante el día con mayores intervalos de siesta, y por una reducción del sueño lento, y en menor grado del sueño REM. Los cambios en el ritmo sueño-vigilia en la enfermedad de Alzheimer pueden ser severos, y en casos extremos llevar a una reversión completa del ciclo día/noche. Varios estudios indican que tales perturbaciones de sueño están asociadas con un mayor deterioro de la memoria y con una declinación cognoscitiva más rápida en los pacientes dementes.

Se ha recomendado el uso de psicofarmacos en los trastornos del sueño en la enfermedad de Alzheimer. Sin embargo, el uso crónico de esta medicación está asociado con riesgos múltiples, ya que las drogas sedantes-hipnóticas tienden a producir habituación, pérdida de eficacia e insomnio, sin las mejoras significativas de las condiciones de la vigilia. Por consiguiente, es prioritario contar con nuevas estrategias farmacológicas para el tratamiento de las alteraciones del sueño en la enfermedad de Alzheimer.

Los resultados de este libro avalan el uso de la melatonina para el tratamiento de las alteraciones circadianas del «sundowning» en los pacientes con enfermedad de Alzheimer. El se basa en que numerosos estudios clínicos indican la alteración del sistema circadiano en la enfermedad de Alzheimer. La demencia se asocia con perturbaciones de distintos ritmos circadianos, como la temperatura corporal, la concentración de varias hormonas y el ciclo de reposo-actividad. Estas alteraciones coinciden con pérdida o daño de neuronas en el NSQ del hipotálamo y de otros componentes del sistema circadiano en pacientes dementes.

No están precisados aún los mecanismos responsables del efecto terapéutico de la melatonina en la enfermedad de Alzheimer. El tratamiento con melatonina promueve principalmente el sueño de tipo lento en el anciano y ello puede ser beneficioso en la enfermedad de Alzheimer ya que aumenta las fases reparativas del sueño, con secreción aumentada de hormona de crecimiento. Existe además una importante cantidad de trabajos que indican que la melatonina es un antioxidante potente con capacidad para atravesar las membranas celulares, difiriendo así de otros antioxidantes empleados en el tratamiento de la enfermedad de Alzheimer.

En vista que el péptido beta-amiloide, componente fundamental de las placas seniles en la enfermedad de Alzheimer, induce la degeneración extensa y muerte de neuronas por mecanismos que involucran radicales libres, fue lógico evaluar si la melatonina interfiere en los procesos relacionados con el beta-amiloide. Distintos datos in vitro han indicado que la melatonina protege las neuronas contra la toxicidad del beta-amiloide, previene la peroxidación de lípidos inducida por este compuesto y altera el metabolismo de la proteína precursora de beta-amiloide. La melatonina puede ser así el prototipo de una nueva familia terapéutica que combina propiedades cronobióticas con antioxidantes.

4.2 Tratamiento de los trastornos cronobiológicos y la psicosis en la vejez.

Las enfermedades neuropsiquiátricas comprenden principalmente tres grandes grupos de problemas: conductuales, cognitivos y cronobiológicos.

Los trastornos conductuales son los que se refieren a problemas psiquiátricos, dentro de los cuales los trastornos psicóticos son unos de los más importantes. Unidos a ellos también se pueden observar trastornos depresivos o trastornos obsesivos graves con componentes psicóticos. Esto se presenta fundamentalmente en el paciente anciano pero, en todos los casos, es importante saber qué tipo de fármaco corresponde utilizar.

El segundo grupo de enfermedades neuropsiquiátricas abarca los trastornos cognitivos que afectan diferentes funciones intelectuales, también llamadas funciones superiores. Cuando estos trastornos están presentes se asocian directamente a trastornos conductuales; es decir, que a más trastornos conductuales mayores trastornos cognitivos y viceversa. Por ejemplo, si a un paciente con un cuadro psicótico, se le realiza una evaluación neurocognitiva o neuropsicológica, muy probablemente presentará mayor alteración en sus funciones intelectuales en la evaluación neurocognitiva.

Relacionado con los anteriores surge un tercer grupo de problemas: los trastornos cronobiológicos. Estos se asocian con pérdida de los ritmos biológicos, fundamentalmente del ritmo circadiano - un ritmo cercano a veinticuatro / veinticinco horas - que es el más importante y se debe tener en cuenta cuando se medican los trastornos psiquiátricos o conductuales del paciente, fundamentalmente en esta franja etaria, dado que, cuando se presentan trastornos cognitivos siempre existen trastornos cronobiológicos asociados y, en estas edades, siempre se producen cambios cronobiológicos; una pérdida de esta función que se manifiesta por ejemplo en la pérdida de sueño. En la tercera edad se duerme menos y menos profundo. Lo interesante de esto es que el sueño lento, que es el que el anciano va perdiendo, está muy presente en la adolescencia ya que es en este tipo de sueño cuando se segrega somatotropina, que favorece el crecimiento en la infancia y la adolescencia. Esto motiva que los niños duerman tanto tiempo y los adolescentes aún más y, además, que les cueste tanto despertarse, porque éste es un sueño muy profundo que origina un alto umbral de despertar.

En la tercera edad disminuye otra parte del sueño que es el sueño REM, también llamado sueño con movimientos oculares rápidos (MOR en español). Sin embargo, dado que se pierde proporcionalmente más sueño lento que sueño REM, es el sueño profundo el que más disminuye.

El sueño REM es el responsable de muchas funciones fisiológicas. Tiene un alto porcentaje de presencia en el embrión; en el embrión y el feto se observa una gran proporción de sueño REM, así como en el recién nacido. Como tienen un bajo umbral de despertar, despiertan a menudo al igual que una persona anciana que también presenta mayor proporción de sueño REM a expensas de la perdida del sueño profundo. Es decir, que muchos de los procesos del cerebro inmaduro vuelven a estar presentes en el cerebro envejecido.

La proporción porcentual de sueño lento es baja en el recién nacido y en el anciano, y está muy presente en el adolescente, factores que deben tomarse en consideración. Es por ello que en el tratamiento de los síntomas conductuales en la tercera edad debe tenerse presente si el paciente duerme mal, cómo duerme y qué tipos de psicofármacos corresponde emplear, teniendo en cuenta sus ritmos circadianos, dado que un medicamento no acciona igual de noche que de día. Por ejemplo, debido a los efectos extrapiramidales es más pertinente prescribir antipsicóticos atipicos con función hipnótica durante la noche si el paciente presenta falta de sueño, ya que de ese modo es posible generar dos procesos de mejoría al mismo tiempo: el de la psicosis y el de la falta de sueño. En cambio, es conveniente elegir el día como momento adecuado para administrar la medicación si el paciente duerme bien, dado que en este caso no es necesario indicar un medicamento antipsicótico con función hipnótica, porque si el medicamento antipsicótico produce sueño, se producirán más trastornos cognitivos.

Resumiendo, trastornos conductuales, cognitivos y cronobiológicos son tres procesos intrincados que coinciden en los trastornos psiquiátricos o neuropsiquiátricos del anciano; entre ellos patologías tan importantes como la enfermedad de Alzheimer, que presenta trastornos psiquiátricos y corresponde a casi el 70% de todas las demencias de la consulta médica.

Una de cada 3 personas actualmente sanas tendrá Alzheimer; es decir, que de toda la población 1 de 3 presentará esta patología; y 1 de 2 pacientes de 80 años tendrá Alzheimer y 1 de 20 pacientes de 60 años padecerá esta enfermedad.

Pero, ¿quiénes lo padecerán?, los que tengan más predisposición genética por la historia familiar, y los ancianos, ya que a más edad más se acrecienta el riesgo; fundamentalmente a expensas del trastorno neurocognitivo representado por el incremento de la muerte neuronal. Es decir, un envejecimiento acelerado del cerebro con muerte neuronal programada, que es lo que define a la enfermedad de Alzheimer. Esta patología deja de ser una enfermedad inusual, una enfermedad desconocida, para ser un problema sanitario presente en casi el 50% de nuestros adultos mayores. En altos porcentajes conlleva un trastorno psicótico asociado, por lo cual el manejo del antipsicótico en los ancianos es de central importancia.

La enfermedad tiene su comienzo con la presencia del trastorno fundamental cognitivo que es el de la memoria anterógrada episódica. La utilización de medicamentos erróneos que compliquen los sistemas de memoria genera muchos problemas.

Se debe considerar que la memoria declarativa presenta 3 procesos en el tiempo. El primero que se manifiesta en la memoria inmediata o memoria de trabajo (*working memory*) que es memoria *online*, de segundos. Esta memoria lo que produce es el recuerdo del primer pelota, bandera y árbol del mini-mental; por ejemplo, es el recuerdo de un número de teléfono de forma inmediata que luego se olvida si no se le presta atención. Cuando se distrae a la persona se conoce al segundo tipo de memoria del mini-mental, que es la memoria anterógrada o memoria reciente y es una memoria totalmente diferente. La memoria inmediata es una memoria prefrontal: la *working memory*; la memoria reciente o anterógrada es una memoria hipocampal, por eso es tan diferente una de otra. La memoria inmediata se afecta principalmente en procesos psiquiátricos y psicológicos como el ADD (el déficit atencional), la depresión mayor, la psicosis esquizofrénica, el estrés post-traumático, el estrés agudo, los trastornos de ansiedad, el trastorno obsesivo compulsivo. Pero a diferencia de las anteriores que son enfermedades más reconocidas en el campo de la psiquiatría en la enfermedad de Alzheimer la memoria inmediata está conservada, la que está alterada es la memoria anterógrada, que es el segundo recuerdo del mini mental test. Entonces, cuando se realiza un test neurocognitivo como el Rey verbal lo que se observan son trastornos en el reconocimiento anterógrado.

Cuando se estudian pacientes con trastornos de memoria, y existen trastornos de la memoria inmediata en el sujeto, pueden corresponder a patología psiquiátrica como diagnóstico diferencial. En cambio, cuando se observan pacientes con enfermedad de Alzheimer los trastornos son de la memoria reciente que es el segundo recuerdo de pelota, bandera y árbol y se marca en una dificultad en un test como el Rey verbal, en una pérdida de la recuperación de la información, dando un diferente paradigma neuropsicológico.

Los antipsicóticos se clasifican en antipsicóticos típicos y atípicos, los típicos son neurolépticos; por lo cual los neurolépticos entre otras cosas bloquean la memoria inmediata, por bloqueo de la vía dopaminérgica de función estriado-frontal. No está indicado entonces prescribir medicamentos que bloqueen esta vía produciendo trastornos de la *working memory* cuando, además, el paciente tiene trastornos de la memoria anterógrada, pues haciéndolo generamos dos problemas en vez de uno.

Esto es importante porque hay enfermedades neuropsiquiátricas con trastornos conductuales, como la enfermedad de Alzheimer, en las que si se usan antipsicóticos típicos se bloquea el primer tipo de memoria, que es una memoria *«on line»* que tiene una función muy importante en la relación estriado-frontal. Si se bloquea el sistema estriado-frontal se produce un trastorno de memoria inmediata o *working memory*, que es la memoria de trabajo, que el paciente con Alzheimer tendrá indemne todavía durante tiempo prolongado. Por ello, sobre el trastorno anterógrado se agregaría la pérdida de la memoria de trabajo.

De lo anteriormente citado se desprende la importancia de no usar neurolépticos (antipsicóticos típicos) que son antipsicóticos viejos, dado que bloquean el sistema extrapiramidal.

Por otro lado, los problemas cronobiológicos en los pacientes ancianos, conforman un grupo de problemas, entre los cuales el insomnio es un tema principal. Además, se produce el aumento del coeficiente de variabilidad del sueño, siendo impredecible la hora del sueño, y el *sundowning* que es la excitación vesperal (la excitación a la tarde que a veces si no se interroga al paciente, no se conoce) es otro de los problemas. Esto se produce por una modificación en los ritmos biológicos y un cambio en la estructura de sueño como se mencionó anteriormente.

Mucho de los síntomas conductuales y cognitivos empeoran en la hora del atardecer en el paciente anciano, a lo que se le denomina *sundowning* pero si no se indaga concientemente la familia no lo comenta. Se debe conocer correctamente la farmacocinética del fármaco para poder ordenar este punto. Es decir, que la cronología está presente, no solamente en su función sino en la modificación que producen de la cognición y la conducta con el *sundowning.*

¿Por qué está alterada la cronobiología en el paciente con enfermedad de Alzheimer? Porque presenta déficit neuronal en el núcleo supraquiasmático núcleo que regula la función biológica de los ritmos circadianos en el hipotálamo, déficit de melatonina y déficit de las sinapsis y déficit del funcionamiento de los receptores de melatonina (ML1, ML2 y ML3). Es decir, es un trastorno global, de la melatonina que es la señal del sueño, la señal de los ritmos.

Entonces la agitación vesperal o *sundowning* es lo que produce trastornos cognitivos y conductuales al atardecer, comienzo de la noche, con aumento de la agitación, la deambulación, conductas repetitivas, la atención disminuida, alteraciones perceptivas con ilusiones y alucinaciones, sintomatología que disminuye durante el día.

Entonces, la melatonina disminuye con los años. Si se observa la curva endocrinológica de otras hormonas, con la edad disminuye. Es decir, durante el envejecimiento tenemos un proceso de meseta de los sistemas biológicos, entre ellos el endocrinológico; y el cronobiológico, regulado por la hormona melatonina, que no escapa a este proceso.

Lo interesante es que en la enfermedad de Alzheimer existe una función cronobiológica aún más disminuida, menor cantidad de melatonina, por lo cual en esta patología, el cerebro está más envejecido que el cuerpo. Es decir que el anciano con Alzheimer es un «viejo más viejo». Dentro de los que padecen esta enfermedad, los que peor conducta presentan son en primer lugar los que tienen genética APO-E 4 homocigota y luego los heterocigotas. Es decir que, dentro del Alzheimer, existen dos grandes grupos de pacientes, los que tienen genética apolipoproteína E 4 o sin 4. Existen tres variantes genéticas de Apo E: las números 2, 3 y la número 4. Las variantes heterocigotas u homocigotas 3-4 o 4-4 son las peores, conductuales, cognitivas y cronobiológicas, y los que empiezan temprano con la enfermedad. Por lo cual dentro de los grupos de Alzheimer hay un grupo peor, el APO-E 4-4.

Entonces, cuando se plantea la utilización de antipsicóticos en pacientes con trastornos psicóticos en la tercera edad comienza el problema; ¿qué utilizar? ¿típicos o atípicos? Los típicos son neurolépticos, y producen neuroleptización (bradicinesia, parkinsonismo, enlentecimiento intelectual), es decir son fármacos que se utilizan en la psicosis. Se utilizaban fuertemente en la psicosis en la juventud, para inhibir la conducta del paciente, conductual y cognitiva. Pero si se utiliza estos fármacos en los ancianos, se produce un gran problema porque, además del bloqueo extrapiramidal del sistema estriatal-prefrontal con inhibición de la función de la memoria inmediata, se produce un segundo problema que es el síndrome extrapiramidal, el síndrome parkinsoniano secundario al bloqueo dopaminérgico que producen los neurolépticos, por lo cual al paciente con Alzheimer que tiene un gran problema, le agregamos otro constituido por el parkinsonismo que muchas veces, con este tipo de medicamentos, es irreversible. Es decir que produce un trastorno farmacológico de lo que en medicina se llama 'memoria farmacológica', y una vez que se produce no es reversible. Entonces se presenta bradicinesia, rigidez, trastornos en la marcha, y trastornos cognitivos de la *working memory* que se observa claramente en la enfermedad de parkinson, y trastornos en la función ejecutiva y en la velocidad de funcionamiento. Se le agrega entonces un Parkinson con bradicinesia en la marcha, con déficit de ejecución, de enlentecimiento de su función intelectual que era normal y con trastornos en la memoria inmediata.

La enfermedad de Alzheimer es la cuarta causa de muerte en la vejez, pero los pacientes no mueren directamente por padecer esta patología sino por los problemas asociados como caídas producidas por la bradicinesia y la apraxia en la marcha, fracturas, escaras, infecciones. Producidas, por ejemplo, por trastornos deglutorios al comer que producen neumonitis químicas o neumonitis aspirativas provocada al tragar saliva, que finalmente determinan infecciones agravadas como consecuencia de la administración de un antipsicótico típico.

Si a esto se le agrega que para contrarrestar a los neurolépticos se utilizan incorrectamente anticolinérgicos para mejorar las funciones parkinsonianas -como biperideno-, que están contraindicados en la vejez ya que la función colinérgica es parte de la función mnésica y parte de la función cognitiva, se le genera una demencia tóxica farmacológica por inhibición de la vía colinérgica que es parte de la vía central de la memoria.

Todo esto hace desaconsejar fuertemente los tratamientos con neurolépticos o antipsicóticos típicos. Por ello se plantea la utilización de antipsicóticos atípicos, pero esto produce una gran discusión a partir de un estudio que compara todos los antipsicóticos atípicos titulado CATIE.

El estudio CATIE consistió en comparar los antipsicóticos atípicos, su efectividad y los índices de mortalidad, concluyendo que todos ellos muestran aumento de la mortalidad por producción de accidente cerebro vascular (ACV) en primer lugar y por diferentes motivos en segundo lugar, dado lo cual actualmente se considera que los antipsicóticos atípicos pueden aumentar la tasa de mortalidad en la vejez.

En todos los grupos que utilizan antipsicóticos atípicos los pacientes presentan aumento de peso, diabetes e hiperlipidemias y, en los sujetos con demencia, fundamentalmente se observó asociación entre muerte por ACV y aumento indiscriminado de la mortalidad.

Pero si se comparan antipsicóticos atípicos con neurolépticos (típicos), estos últimos clínicamente aumentan también la mortalidad, con lo que se plantea el dilema de si son todos los antipsicóticos los que aumentan la mortalidad.

Obviamente, lo mejor entonces es no administrar antipsicóticos, pero si hay que indicarlos es preferible usar los que menos dañen al paciente y, dentro de los antipsicóticos, los atípicos que menos bloqueen el sistema extrapiramidal.

Porque la inhibición del sistema de la memoria inmediata, la inhibición del sistema de la función ejecutiva que también depende del sistema extrapiramidal y el parkinsonismo con la bradiscinesia, los trastornos en la marcha y los deglutorios son evitados con algunos antipsicóticos atípicos. Entonces debemos elegir el que menos patología extrapiramidal produzca como quetiapina en bajas dosis.

Se deben buscar diferentes opciones, como otro tipo de medicamentos, luminoterapia, cronobióticos (melatonina, agomelatina) o utilizar antipsicóticos más benignos en el caso que haya algún problema psiquiátrico en un paciente con psicosis en la tercera edad y no lo pueda manejar. Entonces la propuesta fundamental es la utilización de antipsicóticos que no produzcan síndromes extrapiramidales.

Se sabe que la condición es que un antipsicótico no produzca bloqueo dopaminérgico, parkinsonismo ni hiperprolactinemia. Cuanto más atípico menos parkinsonismo. El que produce menor cantidad de estos efectos indeseables es la clozapina, pero tiene muchos efectos secundarios como convulsiones y, fundamentalmente, produce disminución de neutrófilos con mucha frecuencia y gravedad. Es por ello que se deben probar dos antipsicóticos antes de usar el tercero que es la clozapina y en dosis menores a 75 mg.

¿Cuál es la opción? es la quetiapina, que es el medicamento que reduce al máximo los fenómenos extrapiramidales y que se puede utilizar hasta dosis de 75 mg en la psicosis por Parkinson y las psicosis dopaminomiméticas (las producidas por el tratamiento de L-Dopa y agonistas dopaminérgicos).

En la esquizofrenia existe una hiperfunción dopaminérgica y los antipsicóticos logran fundamentalmente bloquear esta función. En forma inversa en el Parkinson se indica L-Dopa (por su disminución) es decir se le estimula el sistema dopaminergico, lo que produce una psicosis dopaminomimética como consecuencia del fármaco. De hecho, el paciente a veces tiene alucinaciones, dice «veo cosas pero no existen», pero ni siquiera padece un delirio, hace una alucinosis, es decir presenta un cuadro alucinatorio pero muchas veces con conciencia de la realidad. Todos estos trastornos se medican solamente con quetiapina; o en segunda línea clozapina, por el bajo bloqueo que tienen estos fármacos del sistema dopaminérgico sobre el sistema extrapiramidal motor y el alto bloqueo del sistema dopaminérgico en el sistema límbico.

La enfermedad de Alzheimer no es solamente cortical, sino que es córtico-subcortical; es decir, presenta disminución dopaminérgica.

El segundo tipo de demencia más frecuente es la mixta, que es la que presenta patología vascular a la que se asocia Alzheimer, y con la patología vascular también se afectan los sistemas dopaminérgicos.

Se sabe que la patología vascular predispone a que se produzca la muerte neuronal acelerada de la enfermedad de Alzheimer. El tercer grupo de demencias que es la vascular, que también produce trastornos psicóticos extrapiramidales. Entonces todas estas patologías tienen compromiso subcortical, por lo cual todos los sujetos que las padecen tienen alguna problemática extrapiramidal sumadas a las que se producen si se utilizan neurolépticos.

Desde el punto de vista médico-legal está justificado utilizar antipsicóticos atípicos y fundamentalmente la quetiapina, porque el paciente con Alzheimer tiene, en forma subclínica, una patología extrapiramidal.

Entonces a pesar que el estudio CATIE mostró aumento de mortalidad en la psicosis de la tercera edad, no contraindica antisicóticos atípicos.

¿Cómo se debe medicar la psicosis de la tercera edad? A este interrogante debemos responder que lo indicado es medicar como primera opción con quetiapina, si es que no se pueden evitar los antipsicóticos y con el consentimiento de la familia.

Existen, además, pacientes ancianos que tienen trastornos psicóticos con componentes cognitivos y componentes extrapiramidales clínicos o subclínicos. Nuevamente se justifica que la primera opción a administrar es la quetiapina en bajas dosis, porque es la única que no altera la función ejecutiva, memoria inmediata, velocidad de funcionamiento, bradicinecia y no agrega trastornos en la marcha en un paciente que ya padece estos trastornos por el proceso de envejecimiento normal.

Si el paciente tiene apraxias de la marcha, que consisten en una deficiencia práxica en la memoria procedural, se le debe evitar un Parkinson asociado que es una deficiencia bradicinética y rígida de los movimientos. Entonces, indudablemente, se deben emplear medicamentos que no produzcan toda esta serie de problemáticas que, además, son irreversibles.

La psicosis en la tercera edad y su tratamiento es un problema que se plantea en la medicina a nivel mundial, dado el aumento de la expectativa de vida. Actualmente, los antipsicóticos se utilizan mucho más en la psicosis de la tercera edad que en los pacientes esquizofrénicos. La prevalencia de la psicosis en la población con enfermedad de Alzheimer y en los ancianos va en franco incremento y de ahí que se plantee el tratamiento más conveniente y menos agresivo en esta población tan vulnerable.

Puede decirse que la melatonina, agonistas y otras medidas cronobióticas son cada vez más utilizadas en forma amplia dadas sus posibilidades terapéuticas como reguladores natural del ritmo de sueño-vigilia. La razón de este efecto es que en varias de estas situaciones clínicas se verifica o una alteración en el ritmo diario de melatonina (con máximos fuera de los habituales durante la noche) o como en el caso de los ancianos, existe una disminución de la amplitud del ritmo diario del compuesto pineal. La recuperación del sueño delta producido por la melatonina en casos en que ha desaparecido, como en los ancianos, podría conllevar la recuperación de numerosos procesos de reparación y regenerativos, ejemplificados por la recuperación de la secreción de la trofina circulante universal somatotrofina.

Un aspecto de gran importancia de la melatonina es su baja toxicidad. Sin embargo, se carece de información sobre los efectos a largo plazo del tratamiento con melatonina, por lo que como en el caso de toda nueva medicación, es necesario un mecanismo eficaz de farmacovigilancia que permita su monitoreo a través del tiempo. La melatonina no ha presentado efectos indeseados agudos demostrables en seres humanos. Como se trata de una molécula extraordinariamente conservada en la escala filogenética (está presente desde los unicelulares hasta los mamíferos), la función de la melatonina debe haber necesariamente cambiado en el transcurso de la evolución, desde un «scavenger» de radicales libres producidos por la radiación ultravioleta de la luz solar en los unicelulares (hecho que aseguraba niveles bajos o suprimidos durante el día y altos durante la noche) hasta su selección obvia como «señal de la noche» en vertebrados.

Los trastornos cronobiológicos en las demencias, y en especial la enfermedad de Alzheimer, pueden ser medicados de diferentes maneras. Como se ha mencionado en este libro, anteriormente los tratamientos cronobióticos son la primera elección. Ya sea con luminoterapia como con melatonina, asociadas o no. Tratamientos con altas intensidades de luz (20.000 lux) son de importancia para regular tanto el insomnio como el sundowning, o el aumento del coeficiente de variabilidad del dormir. Otra posibilidad de tratamiento es la de mejorar los amesetamientos de los ritmos circadianos, por ejemplo mejorar con luz el achatamiento de los movimientos corporales con un día dormido o una noche despierta.

La melatonina tiene una instancia terapéutica similar con una indicación similar.

Es así que en el algoritmo terapéutico se encuentra primero la elección de terapias símiles a la fisiología, quizá como tratamiento de reemplazo. Siendo los menos riesgosos y dificultosos, pero no siempre eficaces.

Existen entonces otros esquemas eficaces como por ejemplo hipnóticos no benzodiacepínicos, como zolpidem, zopiclona y eszopiclona que han demostrado un claro beneficio con baja prevalencia de efectos secundarios, buena tolerancia y bajos efectos adictivos y resaca. Estos medicamentos pueden utilizarse asociado a los cronobióticos planteados primariamente, los que no siendo en algunos casos totalmente efectivos permiten muchas veces reducir la dosis de psicofármacos, que son siempre contraproducentes para los trastornos cognitivos.

Otra posibilidad es la utilización de antipsicóticos, que deben utilizarse solo en el caso de la comorbilidad de insomnio con síntomas psicóticos asociados. Debe tenerse en cuenta que la utilización de antipsicóticos siempre es dificultosa en los pacientes de la tercera edad. Es conocido el estudio CATIE que mostró un aumento de la mortalidad en la utilización de antipsicóticos atípicos en la psicosis de la tercera edad. Sin embargo estos siguen siendo muy utilizados dado que presentan bajos efectos extrapiramidales, problema que se observa con gran frecuencia en la tercera edad, y más aun en pacientes con psicosis y/o demencias en edades avanzadas. Actualmente un estudio multicentrico a largo plazo (DART-AD) ha demostrado en aumento de la mortalidad tanto con antipsicóticos típicos como atípicos en el tratamiento de la psicosis de pacientes con Alzheimer. Las diferencias de sobrevida fueron pronunciadas entre el grupo de pacientes con antipsicóticos y el grupo con placebo durante los periodos de seguimiento más allá de los 12 meses, siendo muy evidentes en puntos de corte específicos: 46% de sobrevida frente a 71% con placebo a los 24 meses, y 30% frente a 59% a los 36 meses, respectivamente.

Entonces de los antipsicóticos a usar son mejores los que no producen síntomas extrapiramidales, y de estos la quetiapina en dosis menores de 75 mg son la primera elección. Siempre explicando las problemáticas que se plantean en el estudio CATIE al paciente y su familia y cuidadores, así como planteando un consentimiento informado (a la familia cuando el paciente es insano, declarado o no).

Otros antipsicóticos pueden utilizarse para mejorar el sueño en el caso que el cuadro psicótico sea resistente, como olanzapina y en menor frecuencia risperidona, aripiprazol y sertindol. Es posible utilizar también la tioridazina un antiguo antipiscótico con bajos efectos extrapiramidales, pero también es necesario tener presente los efectos secundarios cardiológicos sobre el intervalo Q-T de este útimo asi como al resto de los antipsicóticos atípicos. Lo cual debe considerarse y sobre todo en pacientes ancianos que presentan también más dificultades cardiológicas. Otra situación a tener presente es la afección de los antipsicóticos sobre el sistema dopaminergico, cuando el antipsicótico produce fenómenos de bloqueo dopaminergico se dificulta la función mnésica de la memoria de trabajo que se encuentra funcionando normalmente en el comienzo de las demencias tipo alzheimer. Entonces cuando más típico es un atípico o con antipsicótico típico se producen dos dificultades:

1) más efectos extrapiramidales muy presentes en pacientes con trastornos cognitivos, aun mucho más si se observaban síntomas extrapiramidales subclínicos,
2) bloqueo de los sistema dopaminérgicos prefrontales de los sistemas de memoria de trabajo o memoria inmediata.

Otros fármacos que pueden utilizarse son los antiepilépticos. Fundamentalmente cuando la demencia se asocia a epilepsia, o cuando se utiliza carbamazepina o ácido valproico como controladores de los fenómenos impulsivos.

Otras posibilidades tienen que ver con la utilización de antidepresivos. Trazodona es utilizado pero presenta muchas incumbencias sobre muchos neurotransmisores, y puede generar situaciones imprevistas en los pacientes con trastornos cognitivos.

Es interesante el antidepresivo agomelatina, que es un agonista de los receptores melatoninérgicos MT1 y MT2 con propiedades antagonistas de los receptores 5-HT2C y podría ser de una aplicación muy interesante con un proceso de depresión más trastornos cronobiológicos. Dentro de este grupo de agonistas puede pensarse que el otro agonista melatoninérgico ,el ramelteon, también tenga un posible papel terapéutico sobre la cronobiología de estos pacientes.

En general los IRSS no están indicados en trastornos de los ritmos pero si debe tenerse presente que los más experimentados son la sertralina, citalopram y escitalopram, los que pueden mejorar la depresión y la excitación del paciente, y mejorar el sueño indirectamente. Fluoxetina no está indicada en tercera edad y demencias porque excitan y pueden además producir temblor. Paroxetina solo en bajas dosis dado que tiene un efecto anticolinergico en altas dosis. Es importante mencionar que los dos tratamientos más clásicos para los trastornos cognitivos que son los anticolinesterásicos y memantine aunque útiles para trastornos cognitivos y neuropsiquiátricos no mejoran los trastornos del ritmo en demencias, pero debe considerarse que ambos grupos de medicamentos pueden producir irritabilidad y/o insomnio en los pacientes con trastornos cognitivos debiendo revisar la dosis y/o la hora de indicación de los mismos, puede llevarse a la mañana las tomas y evitarse las tomas nocturnas disminuyendo así cuadros de excitabilidad que agraven el insomnio del paciente.

Es así que con un esquema terapéutico sobre los trastornos del sueño y cronobiológicos de los pacientes con enfermedad de Alzheimer, basados en algoritmos que comiencen con un pensamiento fisiológico y consideren el menor efecto secundario posible, es una condición indispensable para un buen tratamiento de estas personas, nuestros pacientes.

5. BIBLIOGRAFIA

Arendt J. 2003. Importance and relevance of melatonin to human biological rhythms. J Neuroendocrinol 15:427-431.

Aschoff J. 1967. Human circadian rhythms in activity, body temperature and other functions. Life Sci Space Res 5:159-173.

Barnes R, Veith R, Okimoto J et al: Efficacy of antipsychotic medications in behaviorally disturbed dementia patients. Am J Psychiatry 139: 1170-1174, 1992 and emotion. Ciencia e Cultura 50:172-177.

Barron MJ, Johnson MA, Andrews RM, Clarke MP, Griffiths PG, Bristow E, He LP, Durham S, Turnbull DM. 2001. Mitochondrial abnormalities in ageing macular photoreceptors. Investigative Ophthalmology and Visual Science 42:3016-3022.

Baskett JJ, Wood PC, Broad JB, Duncan JR, English J, Arendt J. 2001. Melatonin in older people with age-related sleep maintenance problems: a comparison with age matched normal sleepers. Sleep 24:418-424.

Beatty S, Koh H, Phil M, Henson D, Boulton M. 2000. The role of oxidative stress in the pathogenesis of age-related macular degeneration. Surv Ophthalmol 45:115-134.

Boulton M, Dayhaw-Barker P. 2001. The role of the retinal pigment epithelium: topographical variation and ageing changes. Eye 15:384-389.

Bozner P, Grishko V, LeDoux SP, Wilson GL, Chyan YC, Pappolla MA. 1997. The amyloid beta protein induces oxidative damage of mitochondrial DNA. J Neuropathol Exp Neurol 56:1356-1362.

Brainard GC, Hanifin JP, Greeson JM, Byrne B, Glickman G, Gerner E, Rollag MD. 2001. Action spectrum for melatonin regulation in humans: evidence for a novel circadian photoreceptor. J Neurosci 21:6405-6412.

Brusco LI, Marquez M., Cardinali DP Monozygotic twins with Alzheimer´s disease treated with melatonin.case report.. J. Pineal Res, 1998;25:260-263.

Brusco L.I., García Bonacho M, Esquifino A, Cardinali D.P Diurnal rhythms in norepinefrine and acetylcholine syntesis of sympathetic ganglia, heart and adrenals of aging rats: Effect of melatonin.Journal of theAutonomic Nervous System.74 (1998) 49-61.

BruscoLI, I. Faistein I, M Marquez M, Cardinali DP. Effect of melatonin in selected populations of sleep-disturbed patients. Biological Signals and receptors. Biol Signals Recept 1999;8:126-131

Brusco LI, Marquez M, Cardinali DP. Melatonin Treatment Stabilizes Chronobiologic and Cognitive Symptoms in Alzheimer's Disease. Neuroendocrinology letters Vol.19 (1998) no.3,pp.111-115.

Brusco LI, Furio VM, Liberczuck C, Cutrera RA, Cardinali DP Clinical and experimental Chronobiologic Studies in Alzheimer's Disease. Funtional Neurology (16) 2 2001.

Brusco LI, Marquez M, Cardinali DP.Monozygotic twins with Alzheimer´s disease treated with melatonin (update) Review Series Dementia, Helix Communications 3:6-8;2001.

BruscoLI, Faistein I, M Marquez M, Cardinali DPEffect of melatonin in selected populations of sleep-disturbed patients Biological Signals and receptors. Biol Signals Recept 1999;8:126-131

Buijs RM, Chun SJ, Niijima A, Romijn HJ, Nagai K. 2001. Parasympathetic and sympathetic control of the pancreas: a role for the suprachiasmatic nucleus and other hypothalamic centers that are involved in the regulation of food intake. J Comp Neurol 431:405-423.

Buijs RM, Kalsbeek A. 2001. Hypothalamic integration of central and peripheral clocks. Nature Reviews Neuroscience 2:521-526.

Cagnacci A, !Lost Data, Yen SS. 1991. Amplification of pulsatile LH secretion by exogenous melatonin in women. J Clin Endocrinol Metab 73:210-212.

Cagnacci A, !Lost Data, Yen SS. 1995. Exogenous melatonin enhances luteinizing hormone levels of women in the follicular but not in the luteal menstrual phase. Fertil Steril 63:996-999.

Cai J, Nelson KC, Wub M, Sternberg P, Jones DP. 2000. Oxidative damage and protection of the RPE. Progress in Retinal and Eye Research 19:205-221.

Clinicals Aspects of Melatonin Intervention in Alzheimer s Disease progression, Daniel Cardinali, Analía Furio, Luis I Brusco. Current Neuropharmacology, 2010, vol 8.

Cardinali DP. 1981. Melatonin. A mammalian pineal hormone. Endocrine Reviews 2:327-346.

Cardinali D.P. Brusco L.I., García Bonacho M, Esquifino Effect of melatonin on 24-Hour Rhythms of Ornithine Decarboxylase Activity and Norepinephrine and Acetylcholine Syntesis in suubmaxillary Lypmph Nodes and spleen of Young and Aged Rats. A. Neuroendocrinology.1998;67:349-362.

Cardinali D.P., Brusco L.I.,SelgasL, Esquifino Ana I Diurnal rhythms in ornithine decarboxylase activity and norepinepphrine and acetylcholine synthesis in submaxillary lymph nodes and spleen of young and aged rats during Freund´s adjuvant-induced arthritis. Cardinali D.P., Brusco L.I.,SelgasL, Esquifino Ana I. Brain Research 789 (1998)283-292.

Cardinali DP. 1998. The human body circadian: How the biologic clock influences sleep and emotion. Ciencia e Cultura 50:172-177.

Cardinali DP. 2002. Cronobióticos: cómo mover los engranajes del reloj biológico. Scientific American Latinoamérica 1:43-49.

Cardinali DP, Bortman GP, Liotta G, Pérez Lloret S, Albornoz LE, Cutrera RA, Batista J, Ortega Gallo P. 2002a. A multifactorial approach employing melatonin to accelerate resynchronization of sleep-wake cycle after a 12 time-zone westerly transmeridian flight in elite soccer athletes. Journal of Pineal Research 32:41-46.

Cardinali DP, Brusco LI, Liberczuk C, Furio AM. 2002b. REVIEW. The use of melatonin in Alzheimer's disease. Neuroendocrinol Lett 23 Suppl 1:20-23.

Cardinali DP, Cutrera RA, Castrillon P, Esquifino AI. 1996a. Diurnal rhythms in ornithine decarboxylase activity and norepinephrine and acetylcholine synthesis of rat submaxillary lymph nodes: Effect of pinealectomy, superior cervical ganglionectomy and melatonin replacement. Neuroimmunomodulation 3:102-111.

Cardinali DP, Cutrera RA, Garcia Bonacho M, Esquifino AI. 1997a. Effect of pinealectomy, superior cervical ganglionectomy and melatonin treatment on 24-hour rhythms in ornithine decarboxylase and tyrosine hydroxylase activities of rat spleen. Journal of Pineal Research 22:210-220.

Cardinali DP, Del Zar MM, Vacas MI. 1993. The effects of melatonin in human platelets. Acta Physiologica, Pharmacologica et Therapeutica Latinoamericana 43:1-13.

Cardinali DP, Della Maggiore V, Selgas L, Esquifino AI. 1996b. Diurnal rhythm in ornithine decarboxylase activity and noradrenergic and cholinergic markers in rat submaxillary lymph nodes. Brain Research 711:153-162.

Cardinali DP, Golombek DA. 1998. The rhythmic gabaergic system. Neurochem Res 23:607-614.

Cardinali DP, Golombek DA, Rosenstein RE, Cutrera RA, Esquifino AI. 1997b. Melatonin site and mechanism of action: Single or multiple? Journal of Pineal Research 23:32-39.

Cardinali DP, Jorda Catala J, Sanchez Barcelo EJ. 1994. Introducción a la Cronobiología. Fisiología de los Ritmos Biológicos. Caja Cantabria, Santander: Editorial Universidad de Cantabria.

Cardinali DP, Brusco LI, Liberczuck C, Furio AM The use of melatonin in Alzheimer's disease. Neuroendocrinol Lett. 2002 Apr; 23 Suppl 1:20-3

Cardinali DP, Pevet P. 1998. Basic aspects of melatonin action. Sleep Med Rev 2:175-190.

Cardinali DP, Rosenstein RE, Kanterewicz B, Cutrera RA, Faillace M, Della Maggiore V, Yannielli P. 1995. Neural mechanisms involved in the chronobiological activity of melatonin. Neuroendocrinology Letters 17:103-113.

Cardinali DP, Vacas MI, Boyer EE. 1979. Specific binding of melatonin in bovine brain. Endocrinology 105:437-441.

Cardinali DP, Vacas MI, Rosenstein RE, Lowenstein P, Gonzalez Solveyra C, Romeo HE, Keller Sarmiento.M.I. 1985. The pineal gland as a multieffector organ. Advances in Pineal Research, vol.1.p 127-138.

Carpenter BD, Strauss ME, Patterson MB. 1995. Sleep disturbances in community-dwelling patients with Alzheimer's disease. Clin Gerontologist 16:35-49.

Cheng MY, Bullock CM, Li C, Lee AG, Bermak JC, Belluzzi J, Weaver DR, Leslie FM, Zhou QY. 2002. Prokineticin 2 transmits the behavioural circadian rhythm of the suprachiasmatic nucleus. Nature 417:405-410.

Chuluyan HE, Rosenstein RE, Stern JE, Cardinali DP. 1990. Regional differences in norepinephrine and dopamine concentration and effect on serotonin uptake and release in bovine pineal gland. Journal of Pineal Research 8:255-267.

Cohen-Mansfield J, Garfinkel D, Lipson S. 2000. Melatonin for treatment of sundowning in elderly persons with demen. Arch Gerontol Geriatr 31:65-76.

Copinschi G, Spiegel K, Leproult R, Van Cauter E. 2000. Pathophysiology of human circadian rhythms. Novartis Found Symp 227:143-157.

Cummings JL, Benson DF. 1992. Dementia. A Clinical Aproach. Boston: Butterworth-Heineman.

Cummings JL, Khachaturian Z. 1996. Definitions and diagnostic criteria. In: Gauthier S, editor. Clinical Diagnosis and Management of Alzheimer¦s Disease. London: M.Dunitz.

Dagan Y, Zisapel N, Nof D, Laudon M, Atsmon J. 1997. Rapid reversal of tolerance to benzodiazepine hypnotics by treatment with oral melatonin: a case report. Eur Neuropsychopharmacol 7:157-160.

Daniels WM, van Rensburg SJ, van Zyl JM, Taljaard JJ. 1998. Melatonin prevents beta-amyloid-induced lipid peroxidation. J Pineal Res 24:78-82.

De Mairan J. 1729. Observation botanique. Histoire de L'Academie Royale des Sciences35-36.

Ding JM, Faiman LE, Hurst WJ, Kuriashkina LR, Gillette MU. 1997. Resetting the biological clock: mediation of nocturnal CREB phosphorylation via light, glutamate, and nitric oxide. J Neurosci 17:667-675.

Dori D, Casale G, Solerte SB, Fioravanti M, Migliorati G, Cuzzoni G, Ferrari E. 1994. Chrono-neuroendocrinological aspects of physiological aging and senile dementia. Chronobiologia 21:121-126.

Dubocovich ML, Cardinali DP, Delagrange P, Krause DN, Strosberg D, Sugden D, Yocca FD. 2000. Melatonin receptors. In: IUPHAR, editor. The IUPHAR Compendium of Receptor Characterization and Classification, 2nd. Edition. London: IUPHAR Media.p 271-277.

Dunlap JC. 1999. Molecular bases for circadian clocks. Cell 96:271-290.

Ellis CM, Lemmens G, Parkes JD. 1996. Melatonin and insomnia. J Sleep Res 5:61-65.

Feinberg I, Koresco RL, Schaffner IR. 1965. Sleep electroencephalographic and eye-movement patterns in patients with chronic brain syndrome. J Psychiatric Res 3:11-26.

Ferrari E, Arcaini A, Gornati R, Pelanconi L, Cravello L, Fioravanti M, Solerte SB, Magri F. 2000a. Pineal and pituitary-adrenocortical function in physiological aging and in senile dementia. Exp Gerontol 35:1239-1250.

Ferrari E, Fioravanti M, Magri F, Solerte SB. 2000b. Variability of interactions between neuroendocrine and immunological functions in physiological aging and dementia of the Alzheimer's type. Ann N Y Acad Sci 917:582-596.

Fideleff H, Aparicio NJ, Guitelman A, Debeljuk L, Mancini A, Cramer C. 1976. Effect of melatonin on the basal and stimulated gonadotropin levels in normal men and postmenopausal women. J Clin Endocrinol Metab 42:1014-1017.

Furio A, Cutrera RA, Castillo Thea V, Pérez Lloret S, Riccio P, Caccuri R, Brusco LI and Cardinali DP. Effect of Melatonin on Changes in Locomotor Activity Rhythm of Syriam Hamsters Injected With Beta Amyloid Peptide 25–35 in the Suprachiasmatic Nuclei.. Cellular and Molecular Neurobiology, Vol 22, Nos5/6, Decembre 2002.

Furio AM, . Brusco LI and Cardinali DP. Possible therapeutic value of melatonin in mild cognitive impairment: a retrospective study. J. Pineal Res. 2007; 43:404-409

Garfinkel D, Laudon M, Nof D, Zisapel N. 1995. Improvement of sleep quality in elderly people by controlled-release melatonin [see comments]. Lancet 346:541-544.

Garfinkel D, Laudon M, Zisapel N. 1997. Improvement of sleep quality by controlled-release melatonin in benzodiazepine-treated elderly insomniacs. Arch Gerontol Geriatr 24:231.

Gauthier Se. 2001. Clinical Diagnosis and Management of Alzheimer¦s Disease. London: Martin Dunitz.

Girotti L, Lago M, Yanovsky O, Carbajales J, Elizari M, Brusco LI, Cardinali DP. 2000. Low urinary 6-sulphatoxymelatonin levels in patients with coronary artery disease. J Pineal Research 29:138-142.

Giubilei F, Patacchioli FR, Antonini G, Sepe MM, Tisei P, Bastianello S, Monnazzi P, Angelucci L. 2001. Altered circadian cortisol secretion in Alzheimer's disease: clinical and neuroradiological aspects. J Neurosci Res 66:262-265.

Golombek DA, Ortega G, Cardinali DP. 1993. Wheel running raises body temperature and changes the daily cycle in golden hamsters. Physiology and Behavior 53:1049-1054.

Golombek DA, Pevet P, Cardinali DP. 1996. Melatonin effect on behavior: Possible mediation by the central GABAergic system. Neuroscience Biobehavioral Reviews 20:403-412.

Gottfries CG. 1990. Neurochemical aspects of dementia disorders. Dementia 1:56-64.

Groos GA, Hendriks J. 1982. Circadian rhythms in electrical discharge of rat suprachiasmatic neurones recorded in vitro. Neurosci Lett 34:283-288.

Haimov I, Lavie P. 1995. Potential of melatonin replacement therapy in older patients with sleep disorders. Drugs Aging 7:75-78.

Haimov I, Lavie P, Laudon M, Herer P, Vigder C, Zisapel N. 1995. Melatonin replacement therapy of elderly insomniacs. Sleep 18:598-603.

Hall NF, Gale CR. 2002. Prevention of age related macular degeneration. BMJ 325:1-2.

Harper DG, Stopa EG, McKee AC, Satlin A, Harlan PC, Goldstein R, Volicer L. 2001. Differential circadian rhythm disturbances in men with Alzheimer disease and frontotemporal degeneration. Arch Gen Psychiatry 58:353-360.

Hobson JA, Pace-Schott EF. 2002. The cognitive neuroscience of sleep: neuronal systems, consciousness and learning. Nat Rev Neurosci 3:679-693.

Hoogendijk WJ, van Someren EJ, Mirmiran M, Hofman MA, Lucassen PJ, Zhou JN, Swaab DE. 1996. Circadian rhythm-related behavioral disturbances and structural hypothalamic changes in Alzheimer's disease. Int Psychogeriatr 8:245-252.

Iguchi H, Kato KI, Ibayashi H. 1982. Age-dependent reduction in serum melatonin concentrations in healthy human subjects. J Clin Endocrinol Metab 55:27-29.

James SP, Sack DA, Rosenthal NE, Mendelson WB. 1990. Melatonin administration in insomnia. Neuropsychopharmacology 3:19-23.

Jean-Louis G, von Gizycki H, Zizi F. 1998. Melatonin effects on sleep, mood, and cognition in elderly with mild cognitive impairment. J Pineal Res 25:177-183.

Lissoni P, Resentini M, Mauri R, De Medici C, Morabito F, Esposti D, Di Bella L, Esposti G, Rossi D, Parravicini L. 1986. Effect of an acute injection of melatonin on the basal secretion of hypophyseal hormones in prepubertal and pubertal healthy subjects. Acta Endocrinol (Copenh) 111:305-311.

Liu RY, Zhou JN, vanHeerikhuize J, Hofman MA, Swaab DF. 1999. Decreased melatonin levels in postmortem cerebrospinal fluid in relation to aging, Alzheimer's disease, and apolipoprotein E-epsilon 4/4 genotype. Journal of Clinical Endocrinology and Metabolism 84:323-327.

Luboshitzky R, Shen-Orr Z, Tzischichinsky O, Maldonado M, Herer P, Lavie P. 2001. Actigraphic sleep-wake patterns and urinary 6-sulfatoxymelatonin excretion in patients with Alzheimer's disease. Chronobiol Int 18:513-524.

Marques N, Menna-Barreto L, Golombek D. 1997. Cronobiologia. Principios y Aplicaciones. Buenos Aires: Eudeba.

McCurry SM, Reynolds CF, Ancoli-Israel S, Teri L, Vitiello MV. 2000. Treatment of sleep disturbance in Alzheimer's disease. Sleep Medicine Rev 4:603-628.

McGaffigan S, Bliwise DL. 1997. The treatment of sundowning. A selective review of pharmacological and nonpharmacological studies. Drugs Aging 10:10-17.

Mckhann G, Drachman D, Folstein M, Katzman R, Price D, Stadlan EM. 1984. Clinical diagnosis of Alzheimer¦s disease: Report of the NINCDS-ADRDA work group under the auspices of Department of Health and Human Services Task Force on Alzheimer¦s disease. Neurology 34:934-939.

Mirmiran M, Swaab DF, Kok JH, Hofman MA, Witting W, Van Gool WA. 1992. Circadian rhythms and the suprachiasmatic nucleus in perinatal development, aging and Alzheimer's disease. Prog Brain Res 93:151-162.

Mishima K, Okawa M, Hozumi S, Hishikawa Y. 2000. Supplementary administration of artificial bright light and melatonin as potent treatment for disorganized circadian rest-activity and dysfunctional autonomic and neuroendocrine systems in institutionalized demented elderly persons [In Process Citation]. Chronobiol Int 17:419-432.

Mishima K, Okawa M, Shimizu T, Hishikawa Y. 2001. Diminished melatonin secretion in the elderly caused by insufficient environmental illumination. J Clin Endocrinol Metab 86:129-134.

Mishima K, Tozawa T, Satoh K, Matsumoto Y, Hishikawa Y, Okawa M. 1999. Melatonin secretion rhythm disorders in patients with senile dementia of Alzheimer's type with disturbed sleep-waking. Biol Psychiatry 45:417-421.

Monti JM, Alvarino F, Cardinali D, Savio I, Pintos A. 1999. Polysomnographic study of the effect of melatonin on sleep in elderly patients with chronic primary insomnia. Archives of Gerontology and Geriatrics 28:85-98.

Monti JM, Cardinali DP. 2000. A critical assessment of melatonin effect on sleep in humans. Biological Signals and Receptors 9:328-339.

Moore RY, Eichler VB. 1972. Loss of a circadian adrenal corticosterone rhythm following suprachiasmatic lesions in the rat. Brain Res 42:201-206.

Moore-Ede MC, Sulzman FM, Fuller CA. 1982. The Clock that Times Us: Physiology of the Circadian System. Cambridge: Harvard University Press.

Myers BL, Badia P. 1995. Changes in circadian rhythms and sleep quality with aging: mechanisms and interventions. Neurosci Biobehav Rev 19:553-571.

Ohashi Y, Okamoto N, Uchida K, Iyo M, Mori N, Morita Y. 1999. Daily rhythm of serum melatonin levels and effect of light exposure in patients with dementia of the Alzheimer's type. Biol Psychiatry 45:1646-1652.

Olié JP, Kasper S. Efficacy of agomelatine, an MT1,/MT2 agonist with 5-HT2C antagonistic properties, in major

Pace-Schott EF, Hobson JA. 2002. The neurobiology of sleep: genetics, cellular physiology and subcortical networks. Nat Rev Neurosci 3:591-605.

Pappolla M, Bozner P, Soto C, Shao H, Robakis NK, Zagorski M, Frangione B, Ghiso J. 1998. Inhibition of Alzheimer beta-fibrillogenesis by melatonin. J Biol Chem 273:7185-7188.

Pappolla MA, Chyan Y, Poeggeler B, Frangione B, Wilson G, Ghiso J, Reiter RJ. 2000. An assessment of the antioxidant and the antiamyloidogenic properties of melatonin: Implications for Alzheimer's disease. J Neural Transm 107:203-231.

Pardo CA, Martin LJ, Troncoso JC, Price DL. 1990. The human pineal gland in aging and Alzheimer's disease: patterns of cytoskeletal antigen immunoreactivity. Acta Neuropathol (Berl) 80:535-540.

Papp M, Gruca P, Boyer PA, Mocaer E. Effect of agomelatine in the chronic mild stress model of depression in the rat. Neuropsychopharmacol. 2003:28:694-703.

Quera Salva MA et al. Major depressive disorder, sleep EEG and agomelatine: an open-label study. Int J Neuropsychopharm. 2007;10:691 -696.

Ralph MR, Foster RG, Davis FC, Menaker M. 1990. Transplanted suprachiasmatic nucleus determines circadian period. Science 247:975-978.

Reinberg A, Halberg F. 1971. Circadian chronopharmacology. Annu Rev Pharmacol 11:455-492.

Reiter RJ. 1980. The pineal and its hormones in the control of reproduction in mammals. Endocr Rev 1:109-131.

Reiter RJ. 1991. Pineal melatonin: cell biology of its synthesis and of its physiological interactions. Endocr Rev 12:151-180.

Reiter RJ. 2003. Melatonin: clinical relevance. Best Pract Res Clin Endocrinol Metab 17:273-285.

Roberts JE. 2001. Ocular phototoxicity. J Photochem Photobiol B 64:136-143.

Rosenstein RE, Cardinali DP. 1990. Central gabaergic mechanisms as target for melatonin activity. Neurochemistry International 17:373-379.

Satlin A, Volicer L, Stopa EG, Harper D. 1995. Circadian locomotor activity and core-body temperature rhythms in Alzheimer's disease. Neurobiol Aging 16:765-771.

Savaskan E, Olivieri G, Meier F, Brydon L, Jockers R, Ravid R, Wirz-Justice A. 2002. Increased melatonin 1a-receptor immunoreactivity in the hippocampus of Alzheimer's disease patients. J Pineal Res 32:59-62.

Silver R, Lesauter J, Tresco PA, Lehman M. 1996. A diffusible coupling signal from the transplanted suprachiasmatic nucleus controlling circadian locomotor rhythms. Nature 382:810-813.

Simpson S, Galbraith JJ. 1906. Observations on the normal temperature of the monkey and its diurnal variation, and on the effect of changes in the daily routine on this variation. Trans R Soc Edinb 45:65-106.

Skene DJ, Swaab DF. 2003. Melatonin rhythmicity: effect of age and Alzheimer's disease. Exp Gerontol 38:199-206.

Skene DJ, Vivien-Roels B, Sparks DL, Hunsaker JC, Pevet P, Ravid D, Swaab DF. 1990. Daily variation in the concentration of melatonin and 5- methoxytryptophol in the human pineal gland: effect of age and Alzheimer's disease. Brain Res 528:170-174.

Song W, Lahiri DK. 1997. Melatonin alters the metabolism of the beta-amyloid precursor protein in the neuroendocrine cell line PC12. J Mol Neurosci 9:75-92.

Swabb DF, Fliers E, Partiman TS. 1985. The suprachiasmatic nucleus of the human brain in relation to sex, age and senile dementia. Brain Res 342:37-44.

Taylor JL, Friedman L, Sheikh J, Yesavage JA. 1997. Assessment and management of «sundowning» phenomena. Semin Clin Neuropsychiatry 2:113-122.

Terzolo M, Piovesan A, Osella G, Torta M, Buniva T, Paccotti P, Wierdis T, Angeli A. 1991. Exogenous melatonin enhances the TRH-induced prolactin release in normally cycling women: a sex-specific effect. Gynecol Endocrinol 5:83-94.

Terzolo M, Piovesan A, Puligheddu B, Torta M, Osella G, Paccotti P, Angeli A. 1990. Effects of long-term, low-dose, time-specified melatonin administration on endocrine and cardiovascular variables in adult men. J Pineal Res 9:113-124.

Touitou Y. 2001. Human aging and melatonin. Clinical relevance. Exp Gerontol 36:1083-1100.

Uchida K, Okamoto N, Ohara K, Morita Y. 1996. Daily rhythm of serum melatonin in patients with dementia of the degenerate type. Brain Res 717:154-159.

Van Cauter E, Copinschi G. 2000. Interrelationships between growth hormone and sleep. Growth Horm IGF Res 10 Suppl B:S57-S62.

Van Cauter E, Plat L, Leproult R, Copinschi G. 1998. Alterations of circadian rhythmicity and sleep in aging: endocrine consequences. Horm Res 49:147-152.

Van Someren EJW. 2000. Circadian rhythms and sleep in human aging. Chronobiology International 17:233-243.

Vitiello MV. 2000. Effective treatment of sleep disturbances in older adults. Clin Cornerstone 2:16-27.

Wager-Smith K, Kay SA. 2000. Circadian rhythm genetics: from flies to mice to humans. Nature Genet 26:23-27.

Yamazaki S, Numano R, Abe M, Hida A, Takahashi R, Ueda M, Block GD, Sakaki Y, Menaker M, Tei H. 2000. Resetting central and peripheral circadian oscillators in transgenic rats. Science 288:682-685.

Ying SW, Rusak B, Mocaer E. Chronic exposure to melatonin receptor agonists does not alter their effects on suprachiasmatic nucleus neurons. Eur J Pharmacol1998;342:29-37.

Yudofsky SC, Hales RE. 1997. The American Psychiatric Press Textbook of Neuropsychiatry. New York: American Psychiatric Press.

Zhdanova IV, Wurtman RJ, Morabito C, Piotrovska VR, Lynch HJ. 1996. Effects of low oral doses of melatonin, given 2-4 hours before habitual bedtime, on sleep in normal young humans. Sleep 19:423-431.

Zisapel N. 1999. The Use of Melatonin for the Treatment of Insomnia. Biol Signals Recept 8:84-89.

Melatonin: A Synchoronizing signal for de immune system. DP. Cardinali, L.I. Brusco, L. Selgas, A.I. Esquifino Neuroendocrinology. Letters Vol 18 (1997) N2/3:73-83.

Diurnal rhythms in ornithine decarboxylase activity and norepinepphrine and acetylcholine synthesis in submaxillary lymph nodes and spleen of young and aged rats during Freund´s adjuvant-induced arthritis. Cardinali D.P., Brusco L.I.,Selgas L, Esquifino Ana I. Brain Research 789 (1998)283-292.

Diurnal rhythms in norepinefrine and acetylcholine syntesis of sympathetic ganglia, heart and adrenals of aging rats: Effect of melatonin.Journal of the Brusco L.I., García Bonacho M, Esquifino A, Cardinali D.P.Autonomic Nervous System.74 (1998) 49-61.

Effects of melatonin in ederly patients with sleep disturbance. A pilot study. I Faistein, Bonetto A, Brusco L.I.,Cardinali D.P. Curr Ther Ress 58:990-1000,1997.

Monozygotic twins with Alzheimer´s disease treated with melatonin.case report. LI Brusco, M Marquez, DP Cardinali. J. Pineal Res, 1998;25:260-263.

Effect of melatonin on 24-Hour Rhythms of Ornithine Decarboxylase Activity and Norepinephrine and Acetylcholine Syntesis in suubmaxillary Lypmph Nodes and spleen of Young and Aged Rats. Cardinali D.P. Brusco

L.I., García Bonacho M, Esquifino A. Neuroendocrinology.1998;67:349-362.

Melatonin Treatment Stabilizes Chronobiologic and Cognitive Symptoms in Alzheimer's Disease.L.I. Brusco, M. Marquez, D.P. Cardinali. Neuroendocrinology letters Vol.19 (1998) no.3,pp.111-115.

Melatonin as a time-meaningful signal in circadian organization of inmune response.D.P Cardinali , L.I Brusco, R.A Cutrera, P. Castillón, A.I Esquifino. Biological Signals and Receptors 8:41-47; 1999. Effect of melatonin in selected populations of sleep-disturbed patients.

L.I.Brusco, I. Faistein, M Marquez, D.P Cardinali. Biological Signals and receptors. Biol Signals Recept 1999;8:126-131

Low urinary 6 – sulphatoxymelatonin levels in patients with coronary artery disease.L Girotti, M Lago, O Ianovsky, J Carbajales, M.V. Elizari, L.I. Brusco, D. P. CardinaliJ. Pineal Res.2000;29:138 – 142.

The effect of melatonin in patients with fibromyalgia: a pilot study. G . Citera, MA Arias, JA. Maldonado Cocco, MA Lazaro, MG Rossemffet, L.I Brusco, E.J. Scheines, D. P. Cardinali. Clinical Rheumatology 19:9-13;2000.

Clin Rheumatol 2000; 19:9-13. .

Monozygotic twins with Alzheimer´s disease treated with melatonin (update). LI Brusco, M Marquez, DP Cardinali. Reviw Series Dementia, Helix Communications 3:6-8;2001.

Clinical and experimental Chronobiologic Studies in Alzheimer's Disease.

Brusco LI, Furio VM, Liberczuck C, Cutrera RA, Cardinali DP. Funtinal Neurology (16) 2 2001.

Lack of changes in serum prolactin, FSH, TSH, and estradiol after melatonin treatment in dose that improve sleep and reduce benzodiazepine consumption in sleep – disturbed, middle – aged, and elderly patients.

J. Pineal Res. 2001;30:34- 42.

Effect of Melatonin on Changes in Locomotor Activity Rhythm of Syriam Hamsters Injected With Beta Amyloid Peptide 25–35 in the Suprachiasmatic

Nuclei. Analía M. Furio, Rodolfo A. Cutrera, Víctor Castillo Thea, Santiago Pérez Lloret, Patricia Riccio, Roberto L. Caccuri, Luis I. Brusco and Daniel P. Cardinali. *Cellular and Molecular Neurobiology, Vol 22, Nos5/6, Decembre 2002.*

Melatonin in sleep disorders and -Jet lag. Cardinali DP, Brusco LI, Lloret SP, Furio AM. Neuroendocrinol Lett. 2002 Apr; 23 Suppl 1:9-13

The use of melatonin in Alzheimer's disease. Cardinali DP, Brusco LI, Liberczuck C, Furio AM. Neuroendocrinol Lett. 2002 Apr; 23 Suppl 1:20-3

Alzheimer's Disease patines display gender dimorphism in circulating Anoretic Adipokines. Intebi AD, Garau L, BruscoLI , Gaillard RC, Spinedi E. Neuroinmunomodulation 10:351-359,2002-03.

Adolescent Suicidal Behavior in Buenos Aires and Mendoza

G. Tortora, M. Marquez, B. Gutierrez, L. Fiorio, E. Serfaty, I. Brusco, A. Sotelo-Lago. Chicago 13-18 2003.

Possible therapeutic value of melatonin in mild cognitive impairment: a retrospective study. J. Pineal Res. 2007; 43:404-409

Analia M. Furio, Luis I. Brusco and D. P. Cardinali Clinicals Aspects of Melatonin Intervention in Alzheimer s Disease progression, Daniel Cardinali, Analía Furio, Luis I Brusco. Current Neuropharmacology, 2010, vol 8, N 4.

Ritmos Biológicos. D.P. Cardinali, L.I. Brusco, R.A. Cutrera In: Tresguerres J.,Tratado de Endocrinología Básica y Clínica. ED Síntesis, Madrid.2000, pp.163-189

Funciones cognitivas. Fisiología Hunana (2 edicióna) .Madrid.1999.Mac Graw-Hill-Interamericana ED. Madrid 1999.

Neurociencias y Salud mental 1999. DP Cardinali, M Marquez, LI Brusco.

CD-ROM Multimedia, Biblioteca Médica Digital. CD. McGraw-Hill Interamericana.Buenos Aires 1999.

The role melatonin in the neuroendocrine system: Multiplicity of sites and mechanims of actino. DPm Cardinali, R.A Cutrera, LI Brusco, A.I Esquifino. En: The Pineal Gland and Cancer: Neuroinmunoendocrine Mechanims in Malignancy, C Bartsch, H . Bartsch, D E Blask, D Cardinali, W. Hrushesky, D Mecke (editors) , Sringer, Berlin, 2000, pp. 50-65.

Cognitive Declines and treatment of Alzheimer s Disease. Luis I Brusco

Neuropsychiatric Disoredes K Miyoshi and col. Springer Science 2010.

Proceso de deterioro de la memoria en la demencia. Capítulo 11. Evaluación de Redes Semánticas. Jorge Vivas (comp.) Eudem.2010. Universidad de Mar del Plata.